Dr. Richard Wojdat

Beratung:

Endometriose
erkennen
behandeln
leben

Risiken senken, Gesundheit erhalten

Genre: Ratgeber

GYNOSCOPE
Innovation In Gynecology

Impressum:

Verantwortlich für den Inhalt:
Dr. Richard WOJDAT
32052 Herford
info@institutgynoscope.com

Inhaltsverzeichnis

*„Ich gehe mit meinen Schmerzen um, als wären sie schlecht designte Mode-Trends –
vorübergehend und mit einer Prise Humor"*

- Patientin-

Besondere Erkrankung. Der Schlüssel zum Verständnis.

Die faszinierenden Grundpfeiler des Lebens sind zweifellos Stoffwechsel, Wachstum und Reproduktion. Inmitten der leblosen Materie erheben sie sich als Symphonie der Existenz, und ihre höchste Manifestation findet sich in der komplexen Organisation des menschlichen Körpers. Dieses unendlich faszinierende und noch weitgehend unerforschte Universum der Biologie offenbart sich uns wie ein Wunder, das wir erst in den letzten Jahrzehnten begonnen haben, in seiner ganzen Pracht zu verstehen. Wir sind erstaunt über neue Entdeckungen und demütig angesichts unseres begrenzten Wissens trotz unserer enormen Fortschritte.

Die Endometriose, eine der rätselhaftesten Erkrankungen in der Frauenheilkunde, breitet sich vor unseren Augen als ein ähnlich faszinierendes und komplexes Universum aus. Ihr Triumvirat an Erscheinungsformen – zyklische Schmerzen, Beeinträchtigung der Organfunktionen und Reproduktionsstörungen – hinterlässt bedauerlicherweise tiefgreifende Spuren im Leben jeder betroffenen Frau, sowohl physisch als auch emotional.

Diese herausfordernde Krankheit, deren wahre Natur weiterhin Gegenstand intensiver Forschung ist, birgt ein vielschichtiges Leid, das weit über das rein Körperliche hinausgeht. Der Schmerz, der sich in den Körper einschleicht, kann das tägliche Leben dominieren und persönliche Beziehungen belasten. Die Organfunktionsstörungen können die Lebensqualität erheblich beeinträchtigen und die Reproduktionsstörungen werfen oft tiefgehende Fragen zur Familienplanung auf.

Trotz all dieser Herausforderungen erweisen sich Frauen, die von Endometriose betroffen sind, als erstaunlich widerstandsfähig und kämpferisch. Sie suchen nach Antworten, ertragen Schmerzen und setzen sich für die Lösung dieses Rätsels ein. Wir sollten ihre Stärke und Entschlossenheit würdigen und alles daransetzen, ihre Reise zu unterstützen, sei es durch verbesserte Forschung, medizinische Betreuung oder Empathie in der Gesellschaft.

Die Endometriose mag rätselhaft sein, aber die Frauen, die mit ihr leben, sind wahrhaft bewundernswert. Sie verdienen unsere volle Unterstützung.

Obwohl die Endometriose erstmals 1690 in Jena von Daniel Shroen beschrieben und 1860 von Karl Freiherr von Rokitansky in Wien als Adenomyoma systematisiert wurde, sind wir noch weit entfernt von einer vollständigen Heilung. 130 Jahre später finden wir im Internet zahllose Geschichten von Frauen, die die Vielfalt dieser Erkrankung verdeutlichen und ihre Chamäleon-artigen Eigenschaften hervorheben. Wir lernen von jeder dieser Erfahrungen, lindern das Leiden durch immer fortschrittlichere Therapien, sind jedoch noch nicht in der Lage, die Erkrankung gänzlich zu besiegen oder zu verhindern.

..."Ich wachte mit Kopfschmerzen auf, aber eigentlich spürte ich einen Druck in meinem Unterleib, den ich in den letzten Monaten schon oft erlebt hatte. Es krampfte in meinem Bauch und ließ langsam nach, nur um sich erneut zu verkrampfen."...

..."Die Kopfschmerzen fühlten sich eher wie Übelkeit an, und meine Gedanken drehten sich wieder um den Schmerz und meine

Unfähigkeit, meine täglichen Aufgaben zu erledigen. Tränen liefen über mein Gesicht. Ich bin stark, aber der Schmerz auch"...

..."Das ist unerträglich. Warum muss das so sein? Ist es das Schicksal aller Frauen und Mädchen? Ist mit mir etwas nicht in Ordnung? Darf ich mich überhaupt beschweren? Wo finde ich Hilfe? Was ist überhaupt möglich, und was nicht? Was kann ich tun, um dem ein Ende zu setzen?"...

Liebe Leserinnen, Ihre Schicksale, Ihre Neugier und Ihr Verlangen nach einem schmerzfreien Leben sind ausreichende Gründe, dieses Buch bis zum Ende zu lesen.

Neben einer gründlichen Einführung in die medizinische Diagnostik erfahren Sie, worauf Sie bei sich selbst achten sollten, wie Sie Ihre Symptome dokumentieren und effektiv kommunizieren können. Statt komplexer anatomischer Erklärungen finden Sie hier praktische Anleitungen, um eine ausgezeichnete Beobachterin und Dokumentarin zu werden. Dieses Buch wird Sie journalistisch und psychologisch darauf vorbereiten, mit Ärztinnen und Ärzten verschiedener Fachrichtungen sowie medizinischem Fachpersonal zu kommunizieren und deren Unterstützung zu nutzen.

Hier werden Ihnen die medizinischen Möglichkeiten, Standards, Alternativen und Konsequenzen umfassend dargestellt werden. Sie werden Vor- und Nachteile verschiedener Behandlungsmethoden besser verstehen. Das Ziel ist dabei Ihre Ängste in umfassendes Wissen zu verwandeln und Sie in die Lage zu versetzen, aktiv an Entscheidungen, die Ihre Gesundheit betreffen beteiligt zu sein.

Dieses Buch wird Ihnen helfen, die Endometriose in ihrer Essenz zu verstehen, therapeutische Ansätze zu erkunden und Ihre Rolle als aktive „Mitentscheiderin“ zu stärken. Darüber hinaus hoffen wir, das Bewusstsein in der Gesellschaft für betroffene Frauen zu schärfen. Sie sind keine passiven Opfer, sondern aktive Menschen, die Unterstützung, Respekt und Verständnis verdienen.

Um die Endometriose besser zu verstehen, betrachten wir die wichtigsten Dimensionen dieser Erkrankung: zeitliche Entwicklung, Art der Symptome und Intensität der Beschwerden. Es gibt noch weitere Aspekte, auf die wir später eingehen werden. Diese Dimensionen werden wir ausführlich beleuchten, um im letzten Teil des Buches aktuelle und zukünftige Konzepte zur Bewältigung der Erkrankung vorzustellen.

Sie finden nützliche Tipps und Informationen. Werden Sie ein aktiver Teil der Bewegung gegen die Endometriose.

Die Einzigartigkeit dieser Erkrankung zeigt sich nicht nur in der Vielfalt der Symptome, was die Diagnose erschwert, sondern auch in ihrer unklaren Ursache. In dieser Unklarheit und den Schwierigkeiten bei der Diagnose liegt die Herausforderung der Therapie.

Aufgrund unseres begrenzten Wissens über die genaue Entstehung und Ausbreitung der Endometriose kann die Diagnostik nicht alles erkennen, und die Therapie kann nur so effektiv sein, wie es die Diagnose und die Pathogenese erlauben. Was die Patientin erlebt, entspricht dem kleinen Bereich, in dem sich diese drei Parameter überschneiden, die die Erkrankung für sie definieren. Eine kleine Grafik verdeutlicht dieses Dilemma.

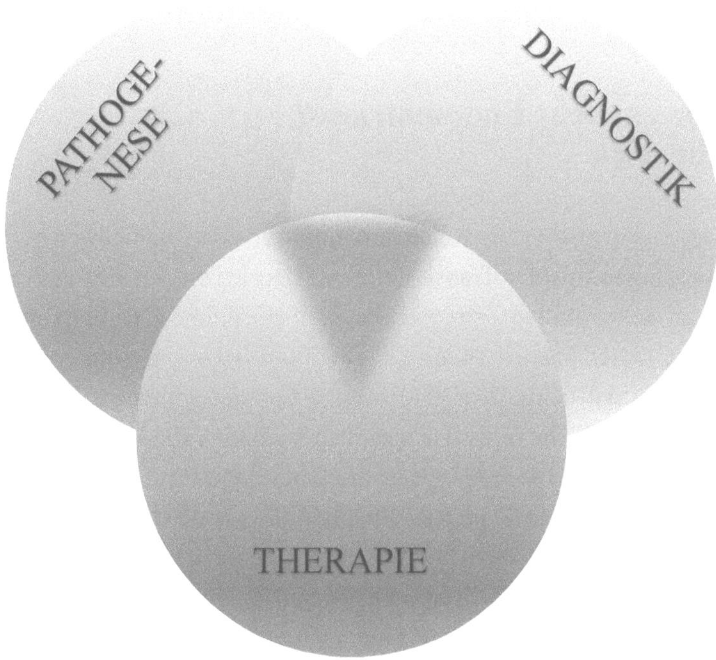

Abb. 1. Schematische Darstellung des Überschneidungsbereiches, welcher von der Patientin als Effektiv und nützlich empfunden wird.
Nur hier, im zentralen Überschneidungsbereich werden zwischen Pathogenese, Diagnostik und Therapie optimale Synergieeffekte erzielt.

Um ein Verständnis für die Schwierigkeiten die wir dieser Erkrankung haben zu bekommen, ist sowohl die Kenntnis der Patientenperspektive für den Arzt unerlässlich, als auch umgekehrt, ist es unerlässlich für die Patientinnen die wesentlichen Fakten und das ärztliche Denken zu verstehen.

Wie entsteht Endometriose? Theorien

Lassen Sie uns unsere Reise durch die Entstehungstheorien beginnen, angefangen mit der Transplantationstheorie, die auf den ersten Blick zugegebenermaßen sehr naheliegend erscheint. Die Erstveröffentlichung dieser Theorie stammt aus dem Jahr 1921 und wurde von Sampson veröffentlicht. Hierbei geht man von der Annahme aus, dass die Menstruation, die teilweise natürlich auch über die Eileiter stattfindet, ein natürlicher Prozess ist, der die Grundlage für die Ansiedlung von Endometriumzellen in der Bauchhöhle darstellt. Insbesondere im tiefsten Punkt der Bauchhöhle, dem sogenannten Douglas-Raum, ist Endometriose am häufigsten nachweisbar.
Diese Theorie liefert jedoch nur unzureichende Erklärungen für tief infiltrierende Endometriose oder Endometriose an entfernten Lokalisationen.

Die Metaplasie-Theorie versucht, das Phänomen etwas umfassender zu erklären. Hierbei beginnt die Dynamik nicht mit der Verlagerung von Zellen, sondern mit einer Gewebsstörung aus der Embryonalzeit, bei den Zellen eines Keimblatts in ein anderes eingebaut werden. Durch genetische Aktivierung entwickeln sich aus diesen Zellen ausgereifte Zellen, die an einem unpassenden Ort das lokale Gleichgewicht stören.
Diese Theorie schließt zwar die oben genannte Wissenslücke, eröffnet jedoch wieder neue Fragen.

Auch die Verbreitung von Zellen an ferne, und vor allem weit vom Bauch entfernte Orte, wurde mit einer Hypothese bedacht. Ähnlich wie bei der onkologischen Zellausbreitung könnten Endometriumzellen durch das lymphatische und hämatogene System verbreitet werden. Lokale Bedingungen entscheiden darüber, ob eine Weiterentwicklung, an dem falschen Ort erfolgt oder nicht.

Die neueste Theorie, die sogenannte TIAR-Hypothese (Tissue Injury And Repair), geht von Mikrotraumen in der Uteruswand aus, insbesondere in der Schicht zwischen der Schleimhaut der Gebärmutterhöhle und der Uterusmuskulatur. Hier wird angenommen, dass Zellen jenseits dieser Grenzschicht verschleppt werden. Die Reparaturmechanismen verstärken die lokale Peristaltik, was wiederum weitere Schäden an der Grenzschicht verursacht. Ein Teufelskreis wird vermutet.
Die Gebärmutter besteht hauptsächlich aus Muskulatur und erfüllt ihre Funktion durch regelmäßige Kontraktionen. Die Muskulatur wird vor allem bei der Geburt benötigt, was natürlich offensichtlich ist. Doch auch außerhalb der Geburt ist die Kontraktilität der Gebärmutter erforderlich und physiologisch.

Um dies zu verdeutlichen, denken Sie daran, dass in der männlichen Vorstellung die stärksten, gesündesten Spermien nach einer langen Reise durch die Gebärmutter die Eizelle im Eileiter erreichen. Das erste Spermium befruchtet die Eizelle. Das Prinzip der natürlichen Selektion um eine optimale Genkombination zu erreichen, ergibt auch Sinn, wenn man bedenkt, dass eine hohe Investition auf dem Spiel steht.
Die Realität sieht jedoch etwas anders aus. Ohne Unterstützung könnte

kein Spermium die, für ihn extrem weit entfernt liegende Eizelle erreichen. Die Spermien werden in der Gebärmutter auf ein Transportband gelegt, ähnlich den Förderbändern in Flughäfen. Dort werden sie aktiv durch die zerklüfteten Canyons des Endometriums geführt, quasi an die Hand genommen. Die geregelte und koordinierte Kontraktilität spielt eine wichtige Rolle beim Transport der Spermien, ähnlich der Mobilität von Passagieren in einem Flughafen.

Die Kontraktilität der Gebärmutter wird auch an anderer Stelle benötigt, nämlich um die Folgen einer nicht erfolgreichen oder ausbleibenden Schwangerschaft zu beseitigen, was als Menstruation bekannt ist. Dieser Vorgang ist ohnehin bemerkenswert und wiederholt sich alle 28 Tage in einem rhythmischen Zyklus unterstützt durch die Kontraktionen der Gebärmutter.

Die Kontraktilität ist nun in den Fokus der Betrachtung hinsichtlich der Ursachen der Endometriose gerückt. Ob sie tatsächlich der Schlüssel zur Lösung des Rätsels ist, ist unklar. Dennoch ist das Transportsystem der Gebärmutter eine bedeutende Eigenschaft, die sich massiv auf ihre Funktionalität auswirkt. Die Beschreibung dieser Funktionalität hilft uns, die Auswirkungen ihres Ausfalls besser zu verstehen und die Symptome besser einzuordnen.

Neben den diskutierten Ursachen sind uns auch Risikofaktoren bekannt, die die Entstehung von Endometriose begünstigen. Die direkte Übertragung von Endometriumpartikeln während Operationen ist ein weit verbreitetes Phänomen. Zudem können wir statistisch die Risiken für die Entstehung von Endometriose bewerten. Dazu gehören genetische Prädisposition, verkürzte Menstruationszyklen von unter 27 Tagen, aber auch verlängerte Menstruationsblutungen. Wir wissen, dass das Fehlen einer Schwangerschaft oder ein später Kinderwunsch ebenfalls als Risikofaktoren gelten, ebenso wie Umwelteinflüsse wie die Exposition gegenüber polychlorierten Biphenylen oder Bisphenol A. Die Pubertät, insbesondere das Einsetzen der ersten Regelblutung, wird ebenfalls beschuldigt, die Endometriose zu fördern. Sie macht aber wahrscheinlich eher die Endometriose erst sichtbar und hilft bei der Manifestation der Erkrankung.

Was eigentlich ist die Menstruation?

„Die Geschichte der Menstruation ist eine Geschichte voller Missverständnisse und auch heute noch ist es für viele Mädchen und Frauen ein Tabuthema."

Das sagte Bettina Schmitz, seiner Zeit, Journalistin und Leitfigur, einer Werbekampagne für Hygieneartikel in den neunziger Jahren des letzten Jahrhunderts, die scheinbar offen und aufklärend an das Thema heranging.
Bis heute ist jedoch die Menstruation nicht in Ihrer Bedeutung in der breiten Bevölkerung bekannt. Warum dieses Phänomen der Menstruation existiert ist weiterhin kein Bestandteil der Allgemeinbildung.

Die Frage, was eigentlich die Menstruation ist, wofür sie dient, welche Rolle sie in der Natur spielt und warum sie bei Menschen überhaupt als Phänomen auftritt wurde nicht nur in diesem sehr bekannten Werbeclip **nicht** erklärt.

Der nächste Satz wird Sie überraschen.

Die Menstruation, als regelmäßige weibliche Erscheinung entwickelte sich als Massenphänomen zunehmend erst im Verlauf der letzten Generationen. Aus einem Marginalphänomen, wurde gefühlt ein Ausdruck der körperlichen Gesundheit der Frau und Ihrer Reproduktionsfähigkeit.

„Ich fühle mich als gesunde Frau, wenn ich regelmäßig menstruiere."

Dieser Satz drückt das vorherrschende Gefühl der Frauen heute aus. Angesichts der geschichtlichen Entwicklung eine höhst bemerkenswerte und erstaunliche Situation. Denn das war früher diametral anders.

Geschichtlich gesehen ist die Menstruation ein seltenes Ereignis. Sowohl in der Antike im Mittelalter bis in die Neuzeit spielte die Menstruation eine untergeordnete und eher eine Sonderrolle. Sie galt als Ausdruck hier eines unerwünschten, gar krankhaften Ereignisses.

Sie müssen bedenken, dass bis ins 20. Jahrhundert der Aderlass als Haupttherapieoption bei den meisten Erkrankungen galt.
Die so genannte „Vier Säftelehre" basierte auf einem Ungleichgewicht zwischen schwarzer und gelber Galle, Blut und Schleim. Diese aus heutiger Sicht abstruse Theorie bestimmte jedoch das Denken der Menschheit über 2000 Jahre. Es ist wirklich Irre, welchen enormen Einfluss „Eminenz" vor „Evidenz" besaß und bis heute noch besitzt. Aber das ist ein völlig anderes Kapitel des Buches.
Über die überwiegende Zeit der Menschheitsgeschichte wurden junge Frauen zwischen 16 und 20 Jahren geschlechtsreif, schwanger und ketteten eine Schwangerschaft an die nächste. In der Zwischenzeit Stillten Sie Ihre Babys und waren weitgehend amenorrhoisch, also

ohne Menstruation. Eine nichtschwangere, unverheiratete junge Frau war ein sehr seltenes Phänomen.
Bedenken sie nun, wenn eine Frau ohne jeden äußeren Anlass blutet, dann verstehen Sie, dass sich aus der Perspektive des damaligen Denkens, um eine Störung handeln musste. Der Lebenswandel der Frau legte diese Interpretation natürlich auch nahe. Diese Abweichung wurde, entsprechend ihrer negativen Bedeutung mit den Mitteln des begrenzten Wissens behandelt. Es resultieren in Ermangelung einer adäquaten Heilung; die Aussonderung der menstruierenden Frauen aus dem öffentlichen Leben, Ausschluss aus religiösen, also Machtämtern bis hin zu der grausamen Hexenverfolgung bis zum Tod auf dem Scheiterhaufen. Alltägliche Diskriminierung durch Tabuisierung und Ausgrenzung dieses Phänomens sehen wir leider bis heute. Der Wandel der Rolle der Frau in der Gesellschaft und die zunehmende Bedeutung der medizinischen Evidenz sind sehr hilfreich die gesellschaftlichen Normen und Denkmuster zu durchbrechen. Die ersten Initiativen der kostenlosen Intimhygieneartikel oder die Aktion der Laien in der katholischen Kirche „Maria 2.0“ weisen da in eine richtige Richtung. Das Wahlrecht für Frauen, freie Berufswahl und die Befreiung von der männlichen Vormundschaft hängen damit unmittelbar zusammen. Sie zeigen aber auch, dass die Aufklärung und die Lösung aus diesen Denkmustern eine Generation übergreifende Aufgabe darstellen.
Was können wir aus dem bisher Gesagtem folgern?
Zum einen die Menstruationszahl nimmt über Jahrtausende betrachtet zu. Zum anderen die Endometriose wird uns als Erkrankung somit wahrscheinlich auch noch zunehmend beschäftigen.
In den Industrieländern können wir nämlich mehrere sog. Megatrends beobachten, welche mit der Menstruation unmittelbar zusammenhängen:

Erstens, die Anzahl der geborenen Kinder pro Frau geht zurück. Zweitens das Alter der Frauen bei der Erstgeburt steigt und drittens das Alter zum Zeitpunkt der Erstmenstruation, der Menarche sinkt.
In Summe, also die gesamte Anzahl der Menstruationen im Leben einer Frau und natürlich damit in der gesamten Population nimmt deutlich zu.
Wie aber rechtfertigt die Natur diese Verschwendung vom menschlichen Blut, von Nähstoffen, Ressourcen für die ungeborenen Nachkommen und dann auch noch all die monatlichen körperlichen Unannehmlichkeiten für die Frauen selbst?
Ist es ein individuelles oder ein systemisches Problem?
Dazu sollten wir nun wirklich wissen was Menstruation ist.

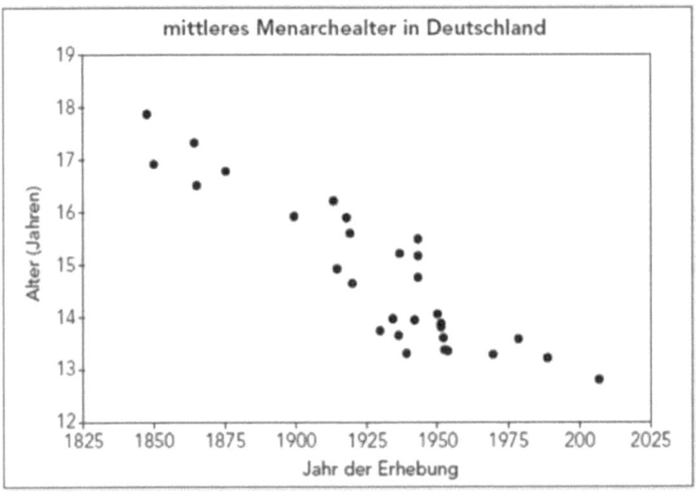

Abb. 2. Darstellung des Durchschnittsalters der ersten Regelblutung in den letzten 200 Jahren.

Aus https://www.kindergynaekologie.de/fachwissen/korasion/2012/bedeutung-des-psychosozialen-umfeldes-damals-und-heute/

Die Menstruation als solche stellt tatsächlich eine Rarität in der Natur dar. Nur fünf Spezies nutzen die Menstruation in ihrem Fortpflanzungszyklus: Affen, Menschenaffen, Fledermäuse, Spitzmäuse und die Menschen. Sie sind die einzigen Säugetiere auf der Erde, die zyklisch menstruieren.

Die Antwort liegt in der Schwangerschaft. Das Ziel der optimalen Reproduktionsbedingungen besteht darin, dass das heranwachsende Kind in einer optimalen Umgebung gedeiht. Schutz und Ernährung stehen dabei im Vordergrund. Doch das ist nur die halbe Wahrheit.
Die andere Hälfte liegt in der Tatsache, dass die Reproduktion nicht nur dazu dient, Gene zu verbreiten, sondern auch, sie neu zu kombinieren, um eine Weiterentwicklung und Anpassung an wechselnde Umweltbedingungen zu ermöglichen. Die Mutter befindet sich gewissermaßen in einem genetischen Konflikt mit ihren Nachkommen, da sie nicht dieselben Gene teilen. Der Fötus erbt auch Gene vom Vater, und diese können das Überleben des Fötus fördern, indem sie der Mutter mehr Ressourcen entziehen, als eigentlich angemessen wäre.
Dieser evolutionäre Interessenkonflikt führt zu einem biologischen Tauziehen zwischen einer Frau und ihrem ungeborenen Kind im Mutterleib. Ein Faktor, der zu diesem inneren Konflikt vermittelt, ist die Plazenta, das fetale Organ, das sich mit der Blutversorgung der Mutter verbindet und den Fötus während seines Wachstums ernährt. Bei den meisten Säugetieren ist die Plazenta durch eine Barriere aus mütterlichen Zellschichten geschützt, die es der Mutter ermöglicht, die Nährstoffversorgung des Fötus zu kontrollieren. Beim Menschen und einigen anderen Arten jedoch dringt die Plazenta direkt in den Blutkreislauf der Mutter ein, um direkten Zugang zu ihrem Blutkreislauf zu erhalten. Über die Plazenta werden Transmitter, Hormone und weitere

regulierende Stoffe freigesetzt, die die Arterien der Mutter erweitern und ihren Blutdruck erhöhen, um einen kontinuierlichen Fluss nährstoffreichen Bluts sicherzustellen. Ein Fötus mit uneingeschränktem Zugang zum mütterlichen Blutkreislauf kann Faktoren freisetzen, die den Blutzuckerspiegel der Mutter erhöhen und ihre Arterien erweitern. Bei den meisten Säugetieren können Embryonen bei Bedarf ausgestoßen oder resorbiert werden, aber beim Menschen kann die Trennung dieser Verbindung zu massiven Blutungen führen, sobald der Fötus an die Blutversorgung angeschlossen ist.

Eine Entwicklungsstörung oder gar der Tod des Fötus kann die Gesundheit der Mutter massiv gefährden. Während des Wachstums kann der andauernde Bedarf des Fötus an Ressourcen nicht nur zu starker Müdigkeit führen, sondern auch zu hohem Blutdruck und Erkrankungen wie Diabetes und Präeklampsie.

Aufgrund dieser Risiken ist eine Schwangerschaft immer eine bedeutende und stets sogar eine gefährliche Investition. Daher ist es sinnvoll, dass der Körper Embryonen zuvor sorgfältig überprüft, um herauszufinden, welcher von ihnen diese Herausforderung wert ist einzugehen.

Hier kommt die Menstruation ins Spiel.

Die Schwangerschaft beginnt mit einem Prozess namens Implantation. Bei der Implantation erhält der Embryo die Möglichkeit, sich in das Endometrium eizubauen, einzunisten. Sich mit der Schleimhaut fest zu verbinden. Das Endometrium verfügt über einen ausgeklügelten Mechanismus, der die Einnistung sehr subtil steuert und regelt. Es handelt sich um ein Kontroll- und Selektionssystem, um nur gesunden Embryonen eine Chance auf Wachstum zu geben. In einer evolutionär verfeinerten hormonellen Rückkopplungsschleife werden die stärksten und anpassungsfähigsten Embryonen ausgewählt. Der Embryo wird während seiner schnellen Entwicklung zu einem komplexen,

hoch differenzierten zeitgesteuerten hormonellen Dialog gezwungen, der ihrerseits auch Veränderungen im Endometrium, eine Transformation auch dort bewirkt. Diese Veränderungen ermöglichen die Implantation.
Doch was passiert, wenn ein Embryo diesen Prozess unterbricht, anders ausgedrückt, den Test nicht besteht?
Könnte er sich immer noch mit der Schleimhaut verbinden oder teilweise in das Endometrium eindringen?
Wenn die hormonelle Kommunikation gestört wird und der Embryo langsam abstirbt, kann dies Infektionen oder sogar Blutungen verursachen. Diese Gefahr besteht ab dem Zeitpunkt, an dem die Schwangerschaft beginnt.
Der Körper vermeidet dieses Problem, indem er das mögliche Risiko einfach beseitigt. Jedes Mal, wenn aus dem Eisprung keine gesunde Schwangerschaft resultiert oder im Verlauf des Zyklus keine gesunde Schwangerschaft festgestellt wird, sorgt ein Schutzmechanismus dafür, dass unbefruchtete Eizellen, kranke oder sterbende Embryonen von der Gebärmutterschleimhaut, samt der Schleimhaut entfernt werden. Dieser Schutzmechanismus des Körpers, der vor unerwünschten Ereignissen schützt, wird als Menstruation bezeichnet.

Warum ist aber beim Menschen so kompliziert geregelt? Beim Menschen benötigt ein Fötus eine erheblich weiterentwickelte Plazenta im Vergleich zu den meisten anderen Säugetieren. Der entscheidende Unterschied liegt in der Entwicklung unseres Gehirns. Seine Masse, sein Umfang und seine Bedeutung sind mit den bei den meisten Säugetieren erreichten Standards nicht vergleichbar. Der Energie- und Nährstoffbedarf übersteigt die Kapazitäten herkömmlicher Säugetierplazenten bei Weitem.

Deshalb verzichtet die Natur bei der menschlichen Plazenta auf eine vollständige Trennung zwischen mütterlichem und kindlichem Gewebe und erlaubt einen direkten Zugriff des Fötus auf die Nährstoffressourcen der Mutter. Das kindliche Gewebe der Plazenta wächst infiltrativ in das Endometrium der Mutter, wo es einen unmittelbaren Zugang zu den mütterlichen Blutgefäßen, den Spiralarterien, erhält. Dieser Umstand erklärt viele schwangerschaftsbedingte Erkrankungen wie Diabetes, Präeklampsie oder Blutungen. Es handelt sich um eine erhebliche und oft gefährliche Investition der Mutter in ihre Fortpflanzung.

Die meisten Säugetiere können eine fehlentwickelte Schwangerschaft bei Bedarf ohne Folgen für das Muttertier resorbieren oder ausstoßen. Eine Trennung der Versorgung des Fötus beim Menschen führt zu Blutungen und gefährdet sofort die Gesundheit der Mutter.

Daher ist es sinnvoll, dass der Körper Embryonen sorgfältig prüft, um herauszufinden, welche die Herausforderung der Entwicklung zu einem gesunden Menschen wert sind. Und hier spielt die Menstruation eine entscheidende Rolle.

Dieses radikale biologische Merkmal mag auf den ersten Blick ungewöhnlich erscheinen. Die Selektion mag für uns vielleicht hart klingen, aber dieser Prozess folgt den Gesetzen des Lebens, die wir aus der Natur, beispielsweise aus Naturfilmen, bereits kennen. Raubtiere wie Löwen oder Geparden wählen in der Regel die schwächsten Mitglieder einer Herde aus und verfolgen ihr Ziel gnadenlos. Die Natur handelt nicht nach unseren moralischen Vorstellungen, sondern sichert das Überleben der Arten im Gleichgewicht der Natur.

Ist die Endometriose eine Zivilisationskrankheit?

Zunächst einmal verstehen wir unter einer Zivilisationskrankheit eine Erkrankung, die in direktem Zusammenhang mit dem Lebensstil steht. Das bedeutet, dass die Ursache oder die Wahrscheinlichkeit ihres Auftretens eng mit den, von den Menschen geschaffenen Lebensbedingungen und der unmittelbaren von ihm beeinflussten Umwelt zusammenhängt.
Die Endometriose ist eine Krankheit, die erst im 19. Jahrhundert eine formelle Beschreibung erhielt. Gab es diese Krankheit früher nicht, oder was hat sich in der Zivilisation geändert, um das Phänomen der "Endometriose" auszulösen?

Ein Blick in die Geschichte hilft uns, die Ausgangslage besser zu verstehen. Während der gesamten Geschichte der menschlichen Zivilisation, die bis zur Steinzeit zurückreicht, war die Anzahl der Menstruationen sehr begrenzt. Mädchen wurden erst im Alter von 16-20 Jahren geschlechtsreif und wurden dann verheiratet, um ihre Rolle in der Fortpflanzung zu erfüllen. Sie wurden also schwanger. Während der menstruationsfreien Phasen, wie Schwangerschaft und anschließende Stillzeit, war keine Umwandlung des Endometriums notwendig und blieb aus. Dies geschah auch in Zeiten von Hunger und maximalem Stress, wenn der Körper die Reproduktion vollständig einstellte, um eine Schwangerschaft und damit die Menstruation zu verhindern. Nach einer Stillzeit von ein bis zwei Jahren folgte die nächste Schwangerschaft. Mit anderen Worten, die Frauen hatten aufeinanderfolgende Schwangerschaften und verstarben im fortgeschrittenen Alter von 40 bis 45 Jahren, was damals der durchschnittlichen Lebenserwartung entsprach, es sei denn, sie waren bereits im Zusammenhang mit der

Geburt gestorben. Die Mütter- und Säuglingssterblichkeit war sehr hoch, da wie Sie bereits wissen, Schwangerschaft und Geburt bei Menschen eine gefährliche Angelegenheit waren und sind.

Insgesamt erlebten Frauen bis zur Industrialisierung nur selten in ihrem Leben eine regelmäßige Menstruation. Die Menstruation war eine Seltenheit.
Dieses Bild änderte sich jedoch allmählich und wurde kontinuierlich zum Megatrend. Besonders im 20. Jahrhundert wurde dies deutlich sichtbar, bedingt durch radikale Veränderungen in unseren Lebensumständen. Während zu Beginn des Jahrhunderts 6 bis 10 Kinder pro Frau als "normal" galten, sank die Geburtenrate am Ende des Jahrhunderts auf 1,4 Kinder pro Frau. Im Gegenzug stieg damit die Häufigkeit der Menstruationsblutungen.

Dies bedeutet, dass die Menstruation von etwas Außergewöhnlichem zu einem Häufigen, normalen, einem alltäglichen Phänomen wurde. Wie komplex diese Veränderungen im Menschen sind, wird deutlich, wenn wir die Anzahl der Spontangeburten und Kaiserschnitte betrachten. Auch die durchschnittliche Körpergröße der Frauen sowie die Beckenausmaße haben sich im Laufe der Zeit verändert. Mit zunehmender Körpergröße wurden die Becken der Frauen signifikant schmäler.

Die Kleidung kann als Hinweis auf dieses Phänomen dienen. Während Kleider mit breiten Rücken das breite Becken der Frauen nicht nur verdeckten, sondern auch betonten, ist das Tragen von Hosen für Frauen in der westlichen Gesellschaft mittlerweile Standard.

Angesichts dieser dramatischen Veränderungen in der Anatomie, die in einem Zeitraum von nur 4-8 Generationen stattgefunden haben, ist es nicht überraschend, dass diese Veränderungen als Anpassung an die aktuellen Lebensbedingungen verstanden werden können. Gleichzeitig sollten wir nicht nur nach positiven oder neutralen Auswirkungen suchen, sondern auch nach negativen Folgen. Dies könnte die Entstehung von Erkrankungen wie der Endometriose einschließen, deren Häufigkeit weiterhin steigt.

Risikofaktoren wie eine frühe Menarche und lange Kinderlosigkeit bis ins mittlere Lebensalter jenseits von 35 Jahren gelten als Risikofaktoren und unterstützen die Hypothese eines zivilisatorischen Einflusses auf die Entstehung dieser Erkrankung.

Dieser Megatrend lässt sich nicht einfach durch individuelle Maßnahmen korrigieren, könnte jedoch eine gute Grundlage für die Entwicklung langfristiger Strategien in der Therapie und im Umgang mit dieser Erkrankung sein.
Zunächst verstehen wir unter einer Zivilisationskrankheit eine Erkrankung, die eine unmittelbare Abhängigkeit in Ihrer Ursache oder Auftrittwahrscheinlichkeit mit dem Lebensstiel hat.

Also den menschengemachten Lebensbedingungen, der unmittelbaren Umwelt, die auf den menschlichen Organismus eine Belastung darstellt, eine Störung hervorruft.

Wie die Symptomentwicklung die Erkrankung beeinflusst

„Die Beschwerden habe ich schon immer gehabt, aber die Intensität hat sich in den letzten Monaten erheblich verändert…“ oder

„…Ich dachte das es normal ist…“ bzw. „…Ja, jetzt wo Sie mich fragen, dann merke ich selbst, dass etwas nicht stimmte, aber irgendwie gehörte die Symptomatik immer dazu…“.

Diese und ähnliche Sätze höre ich in der Endometriosesprechstunde häufig. Auch habe ich Patientinnen, die keine Beschwerden äußern, aber dennoch Endometriose haben.
Was ist nun der Hinweis für Endometriose? Wie sehen Symptome aus oder welche Symptome weisen auf Endometriose hin?

Das Spektrum ist extrem weit. Von kaum nachweisbaren kleinsten Endometrioseherden im Gewebe außerhalb der Gebärmutterhöhle bis zum so genannten „frozen pelvis“, also einem Konglomerat aus Verwachsungen zwischen Gebärmutter, Eierstöcken, Darm dem großen Netz und den Beckenwänden sowie Endometrioseherde, die außerhalb des Beckens liegen, ist alles möglich.
Die folgende Beschreibung basiert nun nicht auf der medizinischen Standard Literatur, sondern ist entstanden um Ihnen die Schwierigkeit der Systematisierung der Erkrankung zu erklären und Sie in die Lage zu versetzten selbst Ihren eventuellen Befund einschätzen zu können und sie zu verstehen.
Wir betrachten zu dem einfacheren Verständnis die Endometrioseausdehung in mehreren Dimensionen. Ähnlich der Physik oder Quantenphysik. Zum einen ist es die Dimension der Ausdehnung, zum zweiten die Herdgröße, zum dritten die Lokalisation und die vierte Dimension stellt die Aktivität der Endometrioseherde dar. Damit es noch komplizierter wird existiert auch noch die fünfte Dimension in der Endometriosebetrachtung. Es ist die Dimension der Organfunktionsbeeinträchtigung oder Einschränkung.
Wenn Sie sich nun fragen was hat das mit der Quantenphysik zu tun?

Dann verstehen Sie es sofort, wenn Sie sich die sechste Dimension der Erkrankung anschauen. Die Zeit.

Beginnen wir also mit dem zeitlichen Aspekt. Die Zeit spielt einen wichtigen Parameter in der Endometriosebetrachtung und Therapie. Die Bedeutung der Endometriose für eine 20-jährige Patientin ist eine gänzlich andere wie für eine Patientin, die 34 Jahre alt ist und für die 48-jährige Patientin liegt der Schwerpunkt in der Diagnostik und Therapie, an einer gänzlich anderen Stelle, als bei die beiden vorher genannten Patientinnen. Warum ist das so?
Wie sie bereits wissen, entsteht die Endometriose in der Lebenszeit der Reproduktion. Sie entsteht stets schleichend und sich nur langsam entwickelnd. Die Symptomatik ist keine plötzliche und schnell bemerkbar, sondern diese schleicht sich weitgehend unbemerkt ins Leben ein. Der viel zitierte Regelschmerz ist keine klar definierte Größe, sondern ein individuelles Phänomen, welches nicht nur interindividuellen, sondern auch intraindividuellen extremen Schwankungen unterworfen ist. Die Kontraktion der Gebärmutter, um das nicht benötigte Endometrium oder eventuell auch Blutkoagel aus der Gebärmutter zu entfernen, kann schmerzfrei, kann aber natürlich auch als ein fühlbarer bis schmerzhafter Kontraktionsschmerz wahrgenommen werden. Das ist nicht außergewöhnlich. Auffällig wird der Schmerz, wenn sowohl seine Intensität als auch der Zeitpunkt seiner Wahrnehmung sich erheblich von einer individuellen langfristigen Normschwelle unterscheidet. Das festzustellen ist nicht einfach. Vielleicht hilft es Ihnen sich an die Periode mit 18 Jahren und mit 32 zu erinnern und diese zu vergleichen, auch wenn uns die Erinnerung häufig keinen klaren Vergleich erlaubt. Eine deutliche Abweichung sollte einen Anlass für eine gynäkologische Konsultation darstellen. Alleiniges oben genanntes Merkmal jedoch ist nicht hoch signifikant mit Endometriose

verbunden. Für einen begründeten Verdacht benötigen wir weitere Verdachtsmomente.
Während in Augen der Endometriosepatientinnen zu Beginn der Reproduktionszeit Schmerztherapie und/oder den Erhalt der Reproduktionsfähigkeit im Mittelpunkt stehen, ist es bei den über 30jährigen Frauen die Wiederherstellung der bereits gestörten Reproduktionsfähigkeit und/oder Schmerzen ihr zentrales Anliegen. Die über 40-jährige Patientin interessieren in der Endometriosebetrachtung, im Unterschied zu der 20-jährigen die Auswirkungen der Erkrankung auf die Darm-, Ovar- Harnleiter-, Blasenfunktion. Teile des Reproduktionssystems erhalten, oder haben bereits nach eventuellem erreichen der primären Lebensziele eine andere Bedeutung. Der Kinderwunsch ist nicht das führende Argument in der Therapieentscheidung. Ausgeprägte oder unbehandelte Endometriose in der späten reproduktiven Lebensphase unmittelbar vor und nach dem 50. Lebensjahr birgt das Risiko einer Grundlage für andere ggf. auch maligne Erkrankung, weshalb auch hier eine andere Betrachtung zunehmend an Bedeutung gewinnen wird. Selbstverständlich ist es eine rein statistische Betrachtung, keine von der Sie sich persönlich angesprochen fühlen sollten. Es soll das Prinzip verdeutlichen, nicht altersunabhängige individuelle Entscheidungen ersetzen.
Bitte verstehen Sie die Altersangaben nicht als starre Grenzen. Das Leben ist nicht schwarz oder weiß. Meistens haben wir eine unendliche Bandbreite von Grautönen dazwischen, die das Leben ausmachen. Verstehen Sie die Angaben als Beschreibungen natürlicher Lebensphasen. Und ja! Nach den Wechseljahren ist Endometriose, auch wenn selten aber nicht unmöglich.

Endometriose und Ihre Symptome.

Sowohl die Aktivität der Endometriose als auch die Lokalisation haben wie auch die Ausdehnung einen unmittelbaren Einfluss auf die Wahrscheinlichkeit der Schmerzsymptomatik.
Die Endometriose der Gebärmutterwand, die Adenomyosis uteri kann sich in Schmerzen äußern. Diese werden regelhaft als dumpf, krampfartig, wellenförmig und tief im Unterbauch ohne Seitenzuordnung lokalisiert. Die Schmerzen treten nur im zeitlichen Zusammenhang mit der Menstruation auf.
Außerhalb der Gebärmutter ist die häufigste Lokalisation der Endometriose im tiefsten Punkt des Bauchraumes im sog. Douglas'schen Raum. Die peritoneale Falte, in welcher sich neben den beweglichen Ovarien, auch die frei beweglichen Tuben, die mit Ihren Fimbrientrichtern, quasi wie große Staubsauger die herausgeflossenen Eizellen mit der Follikelflüssigkeit in der Lage sind aufzunehmen, sozusagen einzusaugen. Ist dieser Vorgang gestört, ist damit natürlich auch die Fertilität gestört. Eine präzise Schwelle gibt es natürlich auch hier nicht. Die Ausdehnung und Ausprägung entscheidet über die Folgen der Funktionsbeeinträchtigung. Die Seitenwände sind durch sog. Peritoneum ausgekleidet, welches mit seiner glatten Oberflächenstruktur für optimale Beweglichkeit der sich dort drängenden Organe sorgt. Unterhalb des Gebärmutterhalses taucht das Rectum in die Tiefe ab. Es wird von zwei Bändern, halbrunden Brückenpfeilern umrahmt, den Ligamenta sacrouterinae. Wegen der vielfachen vegetativen Nervenfasern des gesamten Peritoneums werden wiederrum ausprägungsbedingt Beschwerden als menstruationsbegleitende Schmerzen, die Dysmenorrhoe dort registriert und an das Gehirn weitergeleitet.
Diese äußern sich in zyklischen Unterbauch- und Rückenschmerzen prä-/postmenstruell, periovulatorisch als Bauch- und

Rückenschmerzen, als ausstrahlende Schmerzen in Beine, das Gesäß, Rücken, oder Magengegend etc. Gelegentlich können aber auch azyklische und/oder chronische Bauch-/Rücken-/Gesäßschmerzen auftreten. Dabei ist es für die Ausdehnungsdiagnostik wichtig es relativ genau zu wissen, an welchen Stellen, wann und welchen Schmerzcharakter Sie registrieren können. Ein Schmerztagebuch kann eine enorm gute Hilfestellung liefern. Ärzte benötigen aber nur die auf Prosa reduzierte Fassung. Eine Hilfestellung und wie Sie es Einsetzen, erhalten Sie im Anschluss.

Die Beschwerden können sich auch durch weitere Symptome äußern, die als vegetative Symptome bezeichnet werden. Diese werden durch Funktionsstörungen der inneren Organe hervorgerufen, die gerade nicht den Bewegungsapparat betreffen. Dazu gehören neben Übelkeit, Erbrechen, auch Schwindel, oder sogar Kreislaufkollaps, welcher aber eher als Folge einer Hyperventilation, also eher ein Ergebnis einer Angstreaktion sind.

Falls Sie Miktionsbeschwerden bemerken, achten Sie ob diese ein zyklisches oder permanentes Verhalten aufweisen: Im Einzelnen bezeichnet man den schmerzhaften Miktionsvorgang als Dysurie, die gehäufte Miktionsfrequenz als Pollakisurie, die ebenfalls mit einem schmerzhaften Harndrang einhergehen kann.
Sehr selten kann auch eine Blutung die Schmerzen begleiten. Diese bezeichnet man als Hämaturie. Analog werden die Beschwerden im Rahmen des Stuhlgangs als Defäkationsbeschwerden mit oder ohne zyklisches Verhalten beschrieben: Dyschezie bezeichnet die schmerzhafte Verdauung. Eine Blutbeimengung wird Hämatochezie genannt. Auch die Verstopfung, also die Obstipation kann auch im Wechsel mit der Diarrhö auftreten. Zu begleitenden Symptomen gehören

Blähungen, schmerzhafte Darmkrämpfe.
Zu den „BIG FOUR“ vier großen „D“ Symptomen gehören neben der Dysmenorrhoe, Dysurie und Dyschezie auch die Dyspareunie. Diese bezeichnet die Beschwerden beim Geschlechtsverkehr. Auch diese Beschwerden können entsprechend der Lokalisation und Intensität klassifiziert und eingeteilt werden. Wobei wichtig sind die Beschwerden, die tief im Unterbauch gespürt werden, eher nicht die Beschwerden im Vulva Bereich. Auch hier sollte man stets bedenken, dass das Symptom an sich nur ein Hinweis sein kann, keineswegs jedoch an sich nicht beweisend für das vorhanden sein einer Endometriose ist.

Symptome können sich darüber hinaus auch nicht nur in Form von Schmerzen äußern. Das Spektrum der Endometrioseerscheinungen oder Folgen die „Nicht Schmerzen“ ist ebenfalls sehr breit. Die Entscheidendste ist wohl die primäre oder sekundäre Unfähigkeit eine Schwangerschaft zu erreichen, die Sterilität oder Subfertilität.
Die dauernden unterschiedlichen Beschwerden des Beckens können ebenfalls unter einem neuen Begriff subsummiert werden, der sog. «Chronic fatigue». Die Beschwerden sind vergleichbar einer chronischen Entzündung, ähnlich wie bei chronischen rheumatischen Krankheiten. Es bezeichnet eine durch langfristige Beschwerden verursachte, schmerzbedingte psychische und körperliche Erschöpfung. Ein solches führendes Symptom verlangt vom Arzt viel Fingerspitzengefühl und von der Patientin viel Geduld, da die Differentialdiagnosen sehr, sehr zahlreich sind.

Während die Gebärmutter sich bei der Adenomyose spezifisch durch Blutungsstörungen manifestieren kann, tritt diese als verlängerte oder gehäufte oder auch vermehrte Regelblutung auf. In der medizinischen Sprache: Meno/Metrorrhagie oder Hypermenorrhagie.

Weniger klassisch aber selten möglich sind Blutungen bei oder nach Geschlechtsverkehr sog. postkoitale Blutungen.

Natürlich kann die Funktionsstörung der Gebärmutter und weitere Ausprägungen der Endometriose sich auch nicht nur durch Schwangerschaftsverhinderung, sondern auch durch wiederkehrende Frühaborte äußern.

Sekundäre Erscheinungen der Endometriose können schließlich auch als ein Kollateralschaden, «Collateral damage» sogar Einfluss auf das gesamte Leben der Patientin und Ihres Umfelds bekommen.
Diese Sensibilisierung für die Empfindung und die Chronifizierung der Beschwerden sollten Sie auch ein Augenmerk auf eine eventuelle Ausbreitung, die Schmerzausweitung legen: Zum «widespread pain» gehören z.B. Kopfschmerzen wie Migräne, aber auch Rückenschmerzen oder Fibromyalgie. Eine Schmerzfortleitung kann sich auch im Sinne eines monatlichen Hexenschusses zeigen. Diese wird nicht als widespread pain bezeichnet, sondern die Ursache liegt hier womöglich an der speziellen Lokalisation einer tiefinfiltrierenden Endometriose im Bereich der Nervenwurzel des Plexus lumbales. Dieser somatische, also körperliche Schmerz ist nun gänzlich anders und sollte durch Ihren Arzt vom vegetativen oder psychischem unterschieden werden.
Das heißt auch neurologische, oder orthopädische Störungen sind genauso zu erfassen zu klassifizieren und oder auszuschließen wie internistische, urologische, gynäkologische, chirurgische oder gastroenterologische. Hoffe Sie bekommen hierdurch eine Idee warum sich die Diagnostik der Endometriose so schwierig gestaltet. Alle diese Fachabteilungen fühlen sich im Unterbauch zu Hause, so dass die komplette Erfassung Ihres Befundes nur möglich ist, wenn alle diese

Perspektiven „vor dem Schneiden“ angewendet, beurteilt und im operativen Konzept berücksichtigt werden. Zwei wichtige Bereiche haben wir dabei noch nicht erfasst. Auch diese Folgen spielen eine wichtige Rolle im Leben der Betroffenen und werden hierdurch nach außen hin als Folgen sichtbar. Ich spreche von Verhaltensänderungen, die zunächst eine Belastung der Psyche, des Denkens bedeuten und anschließend sich derart manifestieren, so dass ein Erschöpfungszustand oder Depression und oder Ängste diagnostiziert werden können. «Chronic fatigue» wird als Oberbegriff hier verwendet.
Die Auswirkungen äußern sich in der Störung der sozialen Beziehungen: als Partnerkonflikte, als zunehmende Schul-/Arbeitsausfälle, die in der Folge einen sogar einen Verlust von Lehr- oder Arbeitsstelle bis hin zu Unfähigkeit, den Alltag zu bewältigen und zu zunehmende sozialen Isolierung führen können.

Der Teufelskreis zwischen chronischen myofaszialen Schmerzen führt nicht nur zur „Verbrennungen der Bauchhaut“ durch Wärmeflaschen, sondern bereits kurzfristig zur Bewegungsarmut, also Sportverhinderung. Diese psychische und körperliche Schonung belastet allein durch den Bewegungsmangel alle körperlichen-und mentalen Funktionen, die wiederum zu Schmerzen und größerem Verletzungsrisiko führen.

Der Verlust des Lebensantriebes kann eine schwerwiegende Folge der Endometriose sein. Wir sollten jede Anstrengung unternehmen, um diese Schicksale zu verhindern. Den ersten Schritt tun Sie bereits. Sie machen es sich bewusst und lesen dieses Buch. Dafür danke ich Ihnen und gratuliere Ihnen. Sie entwickeln ein Bewusstsein, welches der Endometriose es langfristig schwer machen wird sich zu entwickeln und hilft Betroffenen.

Wie denken und handeln bei chronischen Bauchschmerzen?

Na endlich werden Sie denken, kommen wir zu den Kapiteln, die mir direkt etwas nutzen. Es nutzen Ihnen alle Kapitel, denn mit dem Fortschreiten des Buches werden wir ihr bisheriges Wissen aus den vorherigen Kapiteln benötigen, um Ihr Verständnis auf eine breite Basis zu stellen. Eines meiner Ziele in diesem Buch ist die Schaffung eines Überblickes, eine Übersicht und ein Perspektivwechsel, so dass innen sowohl das primäre Denken aus der Patienten Perspektive als auch aus der Perspektive eines Arztes bewusst wird. Nur wenn die Zusammenhänge zwischen den verschiedenen Denkweisen kennen, werden sie auch ihr Handeln und ihre Urteile Ziel gerecht umsetzen können. Zunächst zum Begriff chronisch. Chronisch bedeuteten das Beschwerden über einen Zeitraum von mindestens drei Monaten bemerkt werden. Hierbei geht es nicht um Bauchschmerzen, sondern um die Big Four, also Dysmenorrhoe, Dyspareunie, Dysurie und Dyschezie. Treten diese Schmerzen Perioden bedingt auf, so ist differenzialdiagnostisch an die Endometriose zu denken, wobei es nicht Ihre Aufgabe ist die Diagnose zu stellen, sondern Ihre Aufgabe sollte sich auf die genaue Beschreibung der Beschwerden beschränken. Sie sammeln das Material, die Beschreibung des Schmerzes. Die Dysmenorrhoe, also die Schmerzen der Gebärmutter durch die Menstruation ist primär einer Folge des Ausstoßes des Blutes und der Schleimhaut, des Endometriums aus der Gebärmutter. Die Gebärmutter tut dies in Kontraktionen, in dem sie sich also in regelmäßigen Abständen zusammenzieht. Das Blut lagert sich im Scheidengewölbe zunächst an. Nach Positionswechsel unter Bewegung fließt das Blut über die Scheide nach außen. Dieser Vorgang ist die Menstruation. Dies haben wir im Kapitel zuvor genau beschrieben. Die Dehnung des Gebärmutterhalses ist regelhaft

tatsächlich ein schmerzhafter Vorgang. Es ist keine Krankheit. Der Charakter der Beschwerden macht die Beschwerden zum Symptom einer Erkrankung. Auch die Kontraktion der Gebärmutter kann als ein kurzzeitiger, krampfartiger Schmerz auftreten. Wenn dieser Vorgang nur kurzfristig über Minuten bis 1- 2 Stunden andauert und nur unregelmäßig also nicht bei jeder Menstruation auftritt, würde man es nicht als krankhaft oder behandlungspflichtig betrachten. Sie werden es fühlen, dass ein Schmerz, welcher über viele Stunden andauert, den ganzen Tag andauert, über mehrere Tage sich ausdehnt und systematisch bei jedem Zyklus auftritt, nicht normal sein kann. Das werden wir nicht mehr als physiologisch normal und unauffällig bezeichnen. Ab einer bestimmten Schwelle ist eine Endometrioseabklärung zu empfehlen. Sie werden sagen; ja, allerdings auch die kurzfristigen, auch die nicht chronischen Beschwerden sind unangenehm und sollten behandelt werden. Sie haben recht auch diese Beschwerden sollten behandelt und beachtet werden. Hierzu stehen eine Menge Möglichkeiten zur Verfügung. Alle Frauen, haben eine eigene Strategie wie mit den Beschwerden umzugehen ist.
Embroynalposition mit angezogenen Beinen und Wärme eventuell erweitert um eine Schmerztablette sind die häufigsten und ggf. auch ausreichenden Maßnahmen. Dauert dieser Zustand jedoch über viele Stunden, Tage oder widerholt sich diese Situation seit vielen Monaten oder Jahren, dann sollte eine Abklärung in der Frauenarztpraxis erfolgen. Ist es tatsächlich die Endometriose, die Sie bereits als Ursache vermuten, dann gehen Sie systematisch vor und nutzen Sie unser Schmerzkalender/Protokoll um eine Klassifizierung und Vorfilterung der Informationen vorzunehmen, die Sie mit Ihrer Ärztin / Arzt teilen werden.
Wann, also wie lange und zu welchen Zeitpunkten haben Sie Beschwerden? Entstehen Sie plötzlich oder können Sie sie provozieren

durch Bewegung, Druck oder bestimmte Maßnahmen oder Situationen? Stuhlgang während der Menstruation z.B.? Bitte schauen Sie nach wann Ihre letzte Periode gewesen ist. Sie werden sicher danach gefragt werden. Idealerweise nennen Sie Ihrem Arzt zusätzlich auch Ihren Zyklustag. Aber das ist Kür.
Bitte beschreiben Sie zunächst für sich das *wie* der Beschwerden. Wie fühlt sich der Schmerz für Sie an? Ist es ein Dauerschmerz oder verläuft er wellenförmig? Wenn ja, in welcher *Frequenz*? Können Sie dem Schmerz ein *Charakter* zuschreiben wie stumpf oder spitz, scharf oder stechend oder brennend oder drückend oder auch mehrere Eigenschaften?
Als nächstes sollten Sie sich die Lokalisation anschauen und auch das *wo* möglichst genau beschreiben können. Oder können Sie keine klare Lokalisation vornehmen? Achten Sie, ob sich der Schmerz verändert und eventuell auch sich ausbreitet. Wie war die Lage vor einem halben oder einem Jahr gewesen? Können Sie den Schmerz durch Bewegung oder Druck mit der eigenen Hand auslösen, oder ist der Schmerz völlig von Bewegung unabhängig, weil Sie Ihn in Ruhe empfingen?

Beschreiben Sie Ihrem Arzt was Sie unternommen haben und zu welchem Zeitpunkt. Was hat Ihnen geholfen und was nicht.

Natürlich sollten die langfristigen eventuellen psychischen oder sozialen Folgen benannt und dargestellt werden, damit neben der kurzfristigen auch eine langfristige interdisziplinäre Diagnostik und Behandlung festgelegt werden können.

Wenn Sie bereits wegen der Beschwerden diagnostische oder therapeutische Maßnahmen haben durchführen lassen, dann besorgen Sie bitte die entsprechenden Befunde, die die Art und die Ergebnisse beschreiben, um diese entsprechend gleich beim ersten Gespräch vorlegen zu können.

Sie werden natürlich auch nach ihrer Familienplanung gefragt werden. Auch hier wäre eine möglichst präzise Angabe hilfreich. Grundsätzlich gilt: Ich weiß nicht, bedeutet; alle Optionen sind unbedingt aufrecht zu erhalten. ;-), denn ich werde eine Schwangerschaft anstreben, zumindest als Option. Sie sollten sich bewusst sein, dass Ihre Aussage hinsichtlich der Familienplanung größtenteils die Strategie der Therapie, die gewählt wird bestimmt. Da wir an den Reproduktionsorganen arbeiten, steht der Schutz der Reproduktionsorgane im Vordergrund aller unseren Maßnahmen.
Sollten Sie hingegen eine abgeschlossene Familienplanung haben, ist auch das eine entscheidende Information für die weitere Strategie.

Die Erwartungen von Patientinnen

Die Patientinnen sind genervt, erschöpft, verängstigt und manchmal verzweifelt. Die Erwartung ist relativ klar: Sie wünschen sich Befreiung von Schmerzen und ein unbeschwertes Leben. Sobald wir jedoch genauer auf die Symptomatik und die Motivation hinter dem Arztbesuch eingehen, wird deutlich, dass Patientinnen sehr differenziert betrachtet werden müssen. Die Gründe für den Arztbesuch liegen nicht nur in den aktuellen Beschwerden, sondern basieren auf den individuellen Erfahrungen und Lebenszielen der Patientin. Das Alter der Patientin und ihre Lebensziele spielen hierbei eine entscheidende Rolle.

Eine 40-jährige Patientin hat einen anderen Erfahrungshorizont und verfolgt andere Lebensziele als eine 20-jährige Patientin, die sich noch vor der Reproduktionsphase ihres Lebens befindet. Ein weiterer wichtiger Aspekt betrifft die Unterscheidung zwischen akuten, vernichtenden Schmerzen, die bisherigen Maßnahmen nicht behoben haben, und chronischen Schmerzen, mit denen die Patientin bereits seit langem mehr oder weniger umgehen gelernt hat. Dennoch sind sie motiviert, ärztliche Behandlung in Anspruch zu nehmen.

Es gibt zwei wichtige Ratschläge, die Patientinnen hinsichtlich ihrer Erwartungen berücksichtigen sollten. Zum einen sollte klar sein, dass Endometriose nicht in die Notfallambulanz gehört. Erwartungen an schnelle und dauerhafte Lösungen sind bei dieser Erkrankung unrealistisch. Bitte vermeiden Sie dieses Denken. Es ist schlicht unwahrscheinlich, dass massive Endometriosefolgen, die sich über Jahre entwickelt haben, durch eine Notfall-OP dauerhaft beseitigt werden können. Die Realität zeigt, dass die Notfall-OP lediglich an der Oberfläche kratzt und dass weitere Maßnahmen und vor allem weitere operative Eingriffe erforderlich sind, um langfristig mit den Problemen umgehen zu können.
Zum anderen ist es für Patientinnen sehr zu empfehlen sich im Vorfeld Gedanken darüber zu machen, was Ihre individuellen persönlichen Ziele sind, die Sie anstreben und erreichen möchten. Es ist wichtig im Hinblick auf Endometriose nicht aus einem Augenblick zu handeln. Als Maßstab für eine Erkrankung, die eine ganze Lebensphase betreffen kann, sollten Sie unbedingt Ihre langfristigen Erwartungen ablegen. Diese Ziele gehen über den Alltag hinaus, denn diese stehen Bezug zu Ihrer Lebensphase, die Sie sich gerade bewusst machen. Sorgen Sie dafür, dass Sie es formulieren können. Trauen Sie sich Ihr Potential aufzurufen und gestallten Sie für sich ein Vision Board, schreiben Sie einen Text und Pflegen Sie diese Gedanken regelmäßig.

Die Erwartungen der Mediziner

Die ärztliche Perspektive unterscheidet sich grundsätzlich von der Sichtweise der Patienten. Hier stehen nicht die individuelle Empfindung oder Auswirkung im Vordergrund, sondern die Korrektheit der Diagnosestellung und die Erkennung der möglichen Ausprägung einer Erkrankung. Andrerseits ist das ärztliche Denken und Handeln durch die die Einhaltung der Effizienz getriggert, zu welcher uns die Spielregeln im Gesundheitssystem zwingen.

Das primäre Ziel ärztlicher Intervention besteht in der Diagnosestellung, einschließlich der sogenannten Differentialdiagnostik. Dabei werden andere mögliche Erkrankungen mit ähnlicher Symptomatik bewertet und abgeklärt. Leider ist eine sehr umfassende und sehr gründliche Abklärung heutzutage nicht mehr selbstverständlich. Menschen, auch Ärzte neigen dazu, rasche Urteile zu fällen, sind oft nicht neugierig genug und stellen oft keine Fragen. Das beklagte bereits Walt Whitman indem er sagte: ***"Sei neugierig, nicht urteilend."*** Dies sagte er im Hinblick auf das Leben, aber dieser Satz gilt auch für die Endometriosediagnostik.
Wenn die ärztliche Perspektive nicht auf die Bedürfnisse der Erkrankung streng ausgerichtet ist, kann oft eine schnelle operative Befundabklärung folgen. Dabei werden Ovarialzysten erkannt und entfernt werden, jedoch Darmverwachsungen und mögliche Darmendometriose kann nicht behandelt werden, da keine angemessene präoperative Vorbereitung erfolgt ist, um einen so großen interdisziplinären Eingriff durchzuführen. Die eventuell retroperitoneal liegenden Endometrioseknoten bleiben im Körper unerkannt. Und was passiert mit den Eierstöcken?

Wie hoch war eigentlich die präoperative Eizellreserve? Eventuelle Kollateralschäden der Operation sind nicht mehr rückgängig zu machen. Daher sollten Sie als Patientin nicht darauf drängen, sofortige Schmerzfreiheit durch eine Operation zu erreichen, sondern auf eine ausführliche Diagnostik, manchmal interdisziplinäre Diagnostik, Beratung, und Aufklärung über den Befund und über alternative Behandlungsmöglichkeiten. Der Zeitfaktor spielt hier eine wichtige Rolle. Um eine hohe Effizienz, (also Leistung x Zeit) aufrecht zu erhalten, ist eine hohe Expertise und Erfahrung des Arztes notwendig. Kompensieren kann man es in gewissem Grad mit Zeit…
In diesem Fall sollten Sie freundliche, interessierte Nachfragen in Betracht ziehen. Nein, anwenden.

An dieser Stelle möchte ich auf ein weit verbreitetes Problem bei dieser Erkrankung hinweisen: Die Diagnosestellung von Endometriose erfolgt entsprechend der Leitlinie, erst während einer Operation. Dies bedeutet, dass den Patientinnen die Diagnose erst nach dem Eingriff mitgeteilt wird, wenn die feingewebliche Untersuchung den eventuellen Verdacht bestätigt hat. Also 3 Tage nach dem Eingriff.

Obwohl die meisten Frauenärzte gemäß den Leitlinien und allgemeinen Empfehlungen eine Operation für die Diagnosestellung durchführen, plädiere ich leidenschaftlich dafür, dieses Vorgehen zu überdenken und die Diagnose bereits in der präoperativen Bildgebung durch nichtinvasive Methoden definitiv zu Vermuten und die Wahrscheinlichkeit für die Diagnose zu ermitteln. Derzeit wird die Diagnose erst während der Operation gestellt, indem Gewebsmaterial intraoperativ gewonnen und histopathologisch untersucht wird. Es besteht eine Atmosphäre, die den Arzt ein wenig von der Pflicht zu sorgfältiger Recherche entbindet.

Der Vorteil des aktuellen Ansatzes liegt darin, dass sichergestellt wird, dass erst wenn die Diagnose bekannt ist, weitreichende Maßnahmen ergriffen werden. Allerdings ist dies kein wirklicher Vorteil, da die Patientin oft eine zweite Operation benötigt, um ihr womöglich ausgeprägtes Problem zu lösen. Das Kostet zusätzliche Zeit und Ressourcen für alle am Prozess beteiligten.

Für die Patientin wäre es vorteilhafter, die Diagnose bereits auf der Grundlage der Bildgebung zu vermuten und entsprechend der angenommenen Diagnose, passende Maßnahmen vorzubereiten, um sie bei Bedarf ergreifen zu können. Die ärztliche Erfahrung sollte genutzt werden, um eine Gesamtstrategie vor einer Operation festzulegen, um klare Behandlungsziele in der präoperativen Phase definieren zu können. Sobald diese Ziele festgelegt sind, kann die Bildgebung und interdisziplinäre Diagnostik entsprechend angepasst werden und in einer interdisziplinären Operationsumgebung kann der zuvor festgelegte Therapieplan bei intraoperativer Diagnosebestätigung umgesetzt werden. In den folgenden Kapiteln erfahren Sie Einzelheiten darüber, wie diese Maßnahmen aussehen können und welche Empfehlungen hierfür ausgesprochen werden.

Was ist Endometriose?

Als Endometriose bezeichnen wir eine ungeordnete aber regelhaft in typischen Lokalisationen auftretende Absiedlung eines gebärmutterschleimhautähnlichen Gewebes außerhalb der Gebärmutterhöhle im Bereich des Unterbauches. Das reicht aber für die Diagnose nicht ganz aus. Zum Problem wird die Absiedlung dadurch, dass dieses hormonell aktive Gewebe vom Körper als Ortsfremd erkannt wird und mit einer natürlichen Abwehrreaktion bekämpft wird. Da der Körper allerdings ausschließlich mittels einer Entzündungsreaktion auf den gesetzten Reiz antwortet, äußert sich die Folge in erster Linie im Schmerz und in Folge der Entzündungsreaktion, in Adhäsionen also Verwachsungs- und Narbenbildung. Begleitend können Funktionseinschränkung der betroffenen, befallenen Organe folgen. Die prädestinierten Orte für die Manifestation sind: die Gebärmutterwand, die Eierstöcke und Eileiter, das Peritoneum im freien Raum zwischen der Gebärmutter, dem Dickdarm, den Seitenwänden des Beckens und den Eierstöcken und Eileitern. Wir nennen es den Douglas Raum. Durch die dauerhafte und langfristige Belastung ist die Symptomatik kein akutes einmaliges Ereignis, sondern verläuft über Jahre und wird als chronisch bezeichnet. Als weiteres Merkmal ist eine über lange Zeit regelhaft langsam progrediente Entwicklung der Erkrankung und der Symptomatik zu nennen.

Die drei Dimensionen der Endometriosebeschreibung

Ich habe mich bemüht, die wesentlichen Aspekte der Endometriose so kurz wie möglich zusammenzufassen. Viele dieser Diagnosendefinitionen werden Sie im Internet oder in anderen Publikationen gelesen haben. Ihnen allen ist gemeinsam, dass sie sich nicht in einem einzigen Satz oder einer Kurzformel zusammenfassen lassen, sondern jeweils durch die Betrachtungsperspektive sich stets voneinander etwas unterscheiden. Bereits in der oben genannten Beschreibung finden wir mehrere Perspektiven, entlang derer wir die Endometriose als Erkrankung betrachten können.

Zum einen handelt es sich um die Anwesenheit des Endometriums

außerhalb der Gebärmutterhöhle. Die bloße Anwesenheit des gesunden Endometriums im Bauchraum ist grundsätzlich etwas alltägliches oder besser gesagt regelhaftes, da bei jeder gesunden Frau im Rahmen der Menstruation Teile des Endometriums und des intrauterinen Blutes nicht nur über den Gebärmutterhals nach außen, sondern auch über die Eileiter in den Bauchraum verlagert werden können. Dies erklärt natürlich nicht, warum es sich dieses Gewebe an fremden Ort anlagert, oder erklärt natürlich auch nicht wie es zu fernen der Endometrioseabsiedlung außerhalb der Peritonealhöhle kommt.
Neben dem Peritoneum, also dem Oberflächengewebe des Douglas-Raumes, kann Endometriose auch als sogenannte tief infiltrierende Endometriose im Becken nachgewiesen werden, sie kann sich aber auch in den Organen des Bauchraums, außerhalb des Peritoneums wie der Blase, dem Darm, dem Harnleiter oder im Oberbauch manifestieren. Darüber hinaus lässt sich Endometriose auch sehr weit außerhalb des Bauchraums nachweisen, allerdings nur in seltenen Fällen.

Eine andere Perspektive neben der Ausprägung ist die Beschreibung entlang des Zeitstrahls des Auftretens der Erkrankung. Aufgrund ihrer hormonellen Abhängigkeit treten die ersten Symptome in der Pubertät und der Adoleszenz auf und erreichen erst deutlich später ihren Höhepunkt an Beschwerden oder Ausprägung. Dieser Höhepunkt tritt in der Regel zwischen dem 35. und 45. Lebensjahr auf. Aufgrund des langsamen, chronischen Verlaufs der Erkrankung ist es verständlich, dass die maximale Ausprägung der Endometriosefolgen, wie die Bildung von Verwachsungen, Narben und in der Folge die zum Teil erhebliche Funktionseinschränkung der Organe, erst zu diesem Zeitpunkt manifest wird. Erwartungsgemäß geht die Abnahme hormoneller Schwankungen und der Hormonproduktion der Eierstöcke auch mit dem Ende der regelmäßigen Symptome einher. Deshalb markiert die Menopause ein natürliches Ende der langjährigen Beschwerden.

Leider bedeutet das jedoch nicht, dass diese Erkrankung zu diesem Zeitpunkt nicht mehr behandlungsbedürftig ist. Im Gegenteil, zu diesem Zeitpunkt sollte auf die Entwicklung von Neoplasien geachtet und gegebenenfalls trotzdem operative Eingriffe durchgeführt werden.

Die dritte Achse, entlang derer wir die Endometriose beschreiben können, ist die Aktivität des ektopen endometrialen Gewebes. Während glasige, gefäßführende und drüsenähnliche Endometrioseherde mit hoher Aktivität assoziiert werden, sind die Folgen der langfristigen Entzündung straffe, glatte, kollagene Narbenplatten und Verklebungen, die an sich keine Aktivität der ursprünglichen Endometriose aufweisen, aber aufgrund ihrer Lage die betroffenen Organe teilweise erheblich in ihrer Funktion beeinträchtigen können.

Alle drei Eigenschaften, nämlich die Ausprägung, der Zeitpunkt und die Aktivität, tragen zu einem belastenden Phänomen bei. Jetzt verstehen Sie, warum es nicht "die Endometriose" gibt, und vor allem, warum Endometriose ein vielschichtiger, dynamischer Prozess ist, der zu unterschiedlichen Zeitpunkten unterschiedliche Auswirkungen auf die Patientin haben kann und zu verschiedenen Folgen führen kann, angefangen bei somatischen bis hin zu psychischen Auswirkungen während der gesamten Reproduktionsphase des Lebens einer Frau.

Die Ausprägung. Üblich bis kurios.

Das erste betroffene Organ ist in den häufigsten Fällen die Gebärmutter. Die Verlagerung oder Invasion der basalen Zellen des Endometriums über die Schicht der junctionalen Zone hinaus (eine Schicht in der Uteruswand zwischen der Schleimhaut und Muskulatur) wird als fokale Adenomyose bezeichnet. Setzt sich dieser Prozess auf breiterer Strecke fort, umfasst er womöglich mehrere Teile der Gebärmutterwand, was zu einer disseminierten, also ausgedehnten Endometriose führt. Die Symptomatik variiert je nach Ausprägung und äußert sich in erster Linie durch menstruationsabhängige, krampfartige, dumpfe bis druck- oder stichartige, lokal umschriebene Schmerzen.

Die Adenomyose ist jedoch nicht zwangsläufig mit Schmerzen assoziiert. Auch hier kann die Ausprägung des lokalen Befundes und die Schmerzempfindung der Patientin erheblich voneinander abweichen. Deshalb sollte immer ein längerer Zeitraum betrachtet werden. Wiederholte Ultraschalluntersuchungen mittels hochauflösender Geräte, die zu unterschiedlichen Zykluszeitpunkten durchgeführt werden, helfen oft bei der Verdachtsdiagnose.

Sobald die Gebärmutterwand von diesem Befund überschritten wird, befindet sich die Endometrioseauflagerung auf der Serosa, also dem Oberflächenepithel des Bauchraums und der Organe. Typischerweise breiten sich die Auflagerungen beginnend im Bereich der Ligamenta Sacrouterinae, im Bereich des Douglas-Peritoneums, auf der Rückseite der Eierstöcke und im sogenannten Spatium Rectovaginale aus, also dem tiefsten Punkt des Bauchraums unterhalb des Gebärmutterhalses und oberhalb des Rektums. Weiter im Bereich des Peritoneums der Blasenumschlagsfalte, also des Ansatzes der Gebärmutterbasis.

Alle Varianten und Ausprägungsgrade sind möglich. Mit zunehmendem Befundumfang steigt auch die Verwachsung, und als Endpunkt dieser Entwicklung resultiert das sogenannte "frozen pelvis". Dabei sind die Eierstöcke sowohl mit der Gebärmutterhinterwand als auch dem Peritoneum der Wände des kleinen Beckens fest verwachsen.

Gleichzeitig ist das Rektum sowohl mit den Eierstöcken als auch mit der Gebärmutterhinterwandseite ebenfalls fest verbunden. Dieses Konglomerat ist sehr spezifisch für ein fortgeschrittenes Stadium. Alle Ausprägungsstadien und Befunde haben Auswirkungen auf die Therapie und die zu erwartende Prognose.

Neben dem lokalen Befund breitet sich die Endometriose im gesamten Bauchraum und sogar darüber hinaus aus. Sowohl Auflagerungen an der Oberfläche der Darmschlingen als auch des Peritoneums sind vorstellbar und werden regelmäßig gefunden. Atemprobleme und Oberbauchschmerzen können bei zyklischem Auftreten Hinweise auf entsprechende Befunde liefern und sollten unbedingt gemeldet werden. Deshalb ermutigen wir die Patientin, alle relevanten, auch scheinbar unwichtigen Befunde zu melden, damit sie bei der Therapieplanung berücksichtigt werden können.

Gelegentlich sehen wir Endometrioseherde auch außerhalb des Bauchraums, zum Beispiel im Bereich von Narben. Wenn Schleimhaut der Gebärmutter während eines Kaiserschnitts in die Wunde gelangt und die entsprechenden Bedingungen gegeben sind, kann dort ebenfalls das Wachstum von Endometrioseherden nachgewiesen werden. Seltene und teilweise kuriose Lokalisationen der Endometriose werden in der Literatur ebenfalls beschrieben, auch wenn sie häufig nicht mit Endometriose in Zusammenhang gebracht werden. Zum Beispiel wurden im Mittelalter wiederholte Blutungen an den Händen beschrieben, und mittlerweile wurden über 350 Fälle von sogenannten Stigmata von der katholischen Kirche registriert. Es handelte sich bis auf einige Ausnahmen ausschließlich um Frauen, von denen 13 sogar als Heilige verehrt werden. Es ist möglich, dass zumindest in einigen Fällen Endometriose die Ursache für zyklische Blutungen an den Händen oder anderen Körperstellen darstellte.

Seit dem Beginn des 20. Jahrhunderts wurden jedoch keine neuen Fälle der sogenannten Stigmata mehr registriert. Es ist möglich, dass mittlerweile andere Erklärungen, wie zum Beispiel Endometriose, für diese außergewöhnlichen Phänomene gefunden wurden, weshalb solche Veröffentlichungen nicht mehr in katholischen Publikationen präsentiert werden. Wunder sind daher leider etwas seltener möglich.

Das Wort Endometriose und Emotionen

Hier ist der überarbeitete und erweiterte Text:

Haben Sie sich als Kleinkind jemals getraut, in ein dunkles Zimmer zu gehen, oder haben Sie zunächst nach Licht gesucht?

Haben Sie jemals etwas gekauft, ohne es zuvor zu kennen, oder haben Sie zuerst Informationen darüber gesammelt?

Haben Sie nach einer Kennenlernphase geheiratet oder am Tag Ihrer ersten Begegnung?

Wie Sie bereits wissen, und wie Sie gerade gelesen haben, gehört Endometriose nicht zu den einfach zu diagnostizierenden und behandelbaren Erkrankungen. Sie zeichnet sich durch ihren chronischen Verlauf, ihre schleichende Entwicklung, die schwierige Diagnostik und die Notwendigkeit einer individuellen und interdisziplinären Therapie aus. Sogar die Ausprägung variiert, so dass einige Endometriose-Patientinnen mit schwerem Leiden zu kämpfen haben, während die

Mehrheit der Betroffenen gut mit dieser Erkrankung zurechtkommt. Alles, was nicht gut bekannt ist, schwer fassbar ist oder nicht sofort erkennbar ist, löst in uns bestimmte Reaktionen und Denkmuster aus.

Dieses allgemeine Prinzip gilt auch im Fall von Endometriose. Allein die Diagnose, ja schon das Wort an sich, kann Ängste auslösen, da wir oft nicht genau wissen, was uns erwartet. Der Schlüssel zur Überwindung dieser Ängste liegt im Erwerb von Wissen. Sie sind bereits auf diesem Weg, indem Sie sich Informationen suchen, die Sie aus einer Angstsituation herausführen oder gar nicht erst hineinfallen lassen. Bleiben Sie optimistisch und suchen Sie nach geeigneten Quellen, die Ihnen die Hilfe bieten, die Sie wirklich benötigen. Wie Sie das schaffen können, erfahren Sie detailliert in den folgenden Seiten.

Eine weitere wichtige Erkenntnis ist, dass viele Patientinnen auf Probleme stoßen, wenn sie mit medizinischem Personal in Kontakt treten, das nicht über die erforderlichen kommunikativen Fähigkeiten und Kenntnisse in der Endometriosetherapie verfügt. Patientinnen werden oft unbewusst und unbeabsichtigt in eine Schublade gesteckt, in der sie zwar aufbewahrt, aber nicht aktiv behandelt werden. Endometriose verläuft über lange Zeiträume in verschiedenen Phasen und erfordert nicht in allen Phasen die gleiche Intensität der Behandlung. Daher kommt es zu Konflikten zwischen der Wahrnehmung der Patientin und der Einschätzung des Arztes, was die Notwendigkeit einer Therapie betrifft. Dies kann zu Unter- oder Übertherapie führen und zumindest die Kommunikation zwischen Patientin und Therapeut stören.

Wir sollten nicht in "Schubladen" denken, und Sie sollten nicht in einer landen. Dies geschieht jedoch unweigerlich, wenn unspezifische, geringfügige Beschwerden gemeldet werden oder wenn Beschwerden vorliegen, die nicht leicht zu behandeln sind. Viele Patientinnen erfahren zwar Verständnis, Ermutigung und Zuspruch, jedoch keine angemessene Therapie, da diese aus Sicht der Behandler möglicherweise nicht existiert. Aussagen wie "Die Therapie läuft bereits..." oder "Sie haben gerade erst eine Operation hinter sich..." oder "Sie müssen damit leben..." sind nicht das, was wir gerne hören.

Ein weiterer Tipp: Je informierter, bewusster, ruhiger und professioneller Sie auftreten, desto besser gestaltet sich das ärztliche Gespräch. Dies hat viel mit Spiegelneuronen zu tun. Lesen kann Ihnen weiterhelfen.

Fakten zur Diagnostik der Endometriose

Betrachten Sie die bisherige Hälfte des Buches als Vorbereitung für ein besseres Verständnis der nun folgenden Empfehlungen und vorgestellten Handlungsoptionen und Algorithmen.

Wie wird die Diagnose: „Endometriose“ gestellt

Obwohl in allen Publikationen zu lesen ist, dass "Endometriose im Rahmen eines operativen Eingriffs diagnostiziert wird," handelt es sich dabei nur um die halbe Wahrheit. Rechtlich betrachtet ist dies zwar korrekt, aber für Patientinnen ist dies oft keine erfreuliche Nachricht, da bei schwereren Stadien der Erkrankung aus rechtlichen Gründen nicht immer eine Behandlung im Rahmen dieses primären Eingriffs durchgeführt wird. Die präoperative Bewertung des Befundes kann jedoch einen wertvollen Überblick über den zu erwartenden

Zustand bieten, weshalb eine klare Diagnose im Interesse der Patientinnen liegt. Wenn während des operativen Eingriffs der zu erwartende Befund bestätigt wird, kann die Erkrankung nach entsprechender Vorbereitung im voraus festgestellten Umfang behandelt werden, ohne dass ein zweiter Eingriff erforderlich ist. Um dies zu erreichen, müssen die Wahrscheinlichkeit des Vorhandenseins von Endometriose und der Schweregrad sowie die Ausdehnung der Erkrankung vorab prognostiziert werden. Diese Einschätzung führt zu den diagnostischen und intraoperativen Vorbereitungen sowohl für den Arzt als auch für die Patientin.

Die Diagnose im präoperativen Setting wird im Folgenden erläutert.

Der Prozess beginnt mit der Anamnese. Hierbei sind die geschilderten Symptome, der zeitliche Zusammenhang der Beschwerden im Menstruationszyklus sowie deren Intensität entsprechend der oben genannten Kriterien zu erfassen. Es ist hilfreich, Ihre Aufzeichnungen aus einem Schmerzkalender zu nutzen. Bereits anhand der Anamnese kann eine erste Einschätzung über die Ausdehnung der Endometriose und die erforderliche Diagnostik vorgenommen werden. Funktionelle Beschwerden der inneren Organe sollten dabei immer aus Sicht eines Facharztes bewertet werden, um gegebenenfalls zusätzliche Untersuchungen zur gynäkologischen Untersuchung in Erwägung zu ziehen.

Die gynäkologische Untersuchung erfolgt in zwei Teilen. Zuerst wird eine Untersuchung im gynäkologischen Stuhl durchgeführt. Diese beinhaltet eine sorgfältige Inspektion und vaginale Sonographie sowie bei Bedarf auch eine rektale Sonographie. Früher war auch die manuelle Abtastung (Palpation) üblich, als der Ultraschall noch nicht zur Routine gehörte. Heutzutage wird der Ultraschall als ein sensibleres

Instrument angesehen, das eine Visualisierung des untersuchten Gewebes ermöglicht, weshalb die manuelle Abtastung an Bedeutung verliert. Diese Änderung in der Herangehensweise und den diagnostischen Werkzeugen beeinflusst die Qualität der Untersuchung erheblich. Die Beurteilung der Gewebebeschaffenheit, dynamische Gewebereaktionen auf Druck und Bewegung der Sonde sowie eine dynamische Dokumentation in .gif-Formaten als Videodokumente, sind wichtige Bestandteile einer modernen Endometriose-Diagnostik.

Anschließend ist auch eine abdominale Untersuchung erforderlich, insbesondere eine Ultraschalluntersuchung der Nieren, der Blase und der Organe im Oberbauch.

Stellenwert der Bildgebenden Verfahren

Der vorliegende Text behandelt die Bedeutung des Ultraschalls in der gynäkologischen Diagnostik von Endometriose. Es gibt zwei wesentliche Punkte zur Endometriosediagnostik:

Erstens: Endometrioseherde mit einer Größe von über 5 mm können durchaus sonographisch erkannt und diagnostiziert werden. Wenn die Herde kleiner ist, ist ihre Erkennbarkeit erheblich eingeschränkt bis unmöglich.
Zweitens: Der Arzt sollte nicht nur das beurteilen, was er sieht, sondern auch das, was für ihn nicht sichtbar ist und erwartet werden könnte. Dies umfasst sowohl primäre als auch sekundäre Endometriosezeichen. Hierzu gehört die Beurteilung der Sonomorphologie aller Organe im Becken sowie deren Lage, ihre gegenseitige Beziehung, Verschieblichkeit und Reaktion auf Druck und Bewegung. Zusätzlich

sollte eine Gewebssonographie durchgeführt werden, einschließlich der Beurteilung nach oben genannten Kriterien wie den MUSA-Kriterien.

Eine Ultraschalluntersuchung ist keine statische Bilddokumentation des Befundes, sondern eine dynamische Live-Untersuchung der Organe und des Gewebes. Mit Hilfe der Sonde kann die Bewegung und Druckauswirkung auf das Gewebe visualisiert werden, ähnlich einer digitalen Untersuchung. Wenn die Befunde auch als .gif- oder Kurzvideos gespeichert werden, liefert die Untersuchung wesentlich mehr Informationen als ein einfaches Schwarz-Weiß-Foto. Insbesondere ermöglicht dies die Untersuchung der Bewegungen der inneren Organe an ihren Grenzflächen und des umgebenden Gewebes.

Ein während der Untersuchung ausgelöster Schmerz kann sofort einem spezifischen Organ oder Gebiet zugeordnet werden. Die Patientin kann während der Untersuchung unmittelbar angeben, ob dieser Schmerz dem Schmerz entspricht, der den Grund für die Evaluation darstellt, oder ob es sich um ein völlig anderes Phänomen handelt, das nichts mit den von der Patientin empfundenen Schmerzen zu tun hat. Dies ermöglicht Ärzten die grobe Unterscheidung zwischen einer sonographisch kaum nachweisbaren Endometriose und einer mit massiven Auswirkungen. Entsprechend diesem Befund kann das weitere Vorgehen festgelegt werden.

Alle anderen Visualisierungsbefunde haben einen ähnlichen Charakter, sind jedoch in ihrer Bedeutung auf die zentrale gynäkologische Untersuchung bezogen. Die Verdachtsdiagnose und der zu erwartende Umfang der Erkrankung werden vom Gynäkologen postuliert, während Nachbardisziplinen Argumente für den tatsächlichen Umfang der

Erkrankung liefern. Dazu gehören Rektoskopie und Coloskopie sowie die Endo-Sonographie, bei der die Schichtung des Rektums im Millimeterbereich beurteilt wird.

Die Magnetresonanztomographie bietet eine weitere Visualisierungsmöglichkeit, bei der das gesamte Becken, der Bauchraum und der Körper im Millimeterbereich im statischen dreidimensionalen Bild auf Abweichungen, Auflagerungen und Anomalien untersucht werden können. Tief infiltrierende Endometrioseknoten, die jenseits der Oberfläche liegen, können auf diese Weise besser als mit Ultraschall visualisiert werden, insbesondere im retroperitonealen Raum oder im Bereich des Plexus lumbalis der Nervenwurzel, wo Ultraschall oft keine Darstellung ermöglicht.

Wenn Hinweise auf eine Endometrioseausdehung im Bereich der Blase, der Harnleiter oder der Nieren vorliegen, ist eine urologische Untersuchung sinnvoll, die neben dem Ultraschall gegebenenfalls auch eine Zystoskopie einschließt. Bei Hinweisen auf eine neurologische Beteiligung sollte unbedingt eine präoperative neurologische Untersuchung durchgeführt werden, wobei die Symptomatik den Schlüssel zur gezielten Diagnostik liefert. Ziel ist es, eine sichere und klare Ausdehnung sowie mögliche Funktionseinschränkungen der betroffenen Strukturen oder Organe zu erfassen.

Bei Patientinnen mit Kinderwunsch ist eine Vorstellung im Reproduktionszentrum vor einem Eingriff sinnvoll. Dieses Vorgehen ermöglicht eine umfassende Planung und Diagnostik.

Herausforderung bei Verdacht auf „akute Endometriose“

Ein Notfall in der Notaufnahme um 23:00 Uhr aufgrund akuter Unterbauchbeschwerden sollte idealerweise nicht in direktem Zusammenhang mit einer fortgeschrittenen Endometriose behandelt werden. Oft wird die Endometriose eher zufällig bei anderen Operationen entdeckt, wie beispielsweise während einer Blinddarmoperation oder bei der Entfernung einer stielgedrehten Ovarialzyste. Selbstverständlich sollten akute Gründe für eine sofortige chirurgische Intervention behandelt werden, unabhängig davon, ob zusätzlich eine Endometriose vorliegt oder nicht. In unserem Kontext konzentrieren wir uns auf Operationen, die aufgrund der Endometriose durchgeführt werden und keine weiteren potenziell lebensbedrohlichen Begleitdiagnosen aufweisen.

Ein sonographischer Verdacht auf Endometriosecysten im Bereich der Ovarien sollte immer mit einer umfassenden Untersuchung des gesamten Beckens einhergehen. Wenn eine fortgeschrittene Endometriose diagnostiziert wird, ist es höchstwahrscheinlich, dass eine Notoperation der Patientin nicht wirklich hilft. Wenn tief infiltrierende Endometriose im Bereich des Rektums belassen wird, bleiben die Beschwerden bestehen, und es wird eine weitere Operation und vorherige Diagnostik erforderlich sein.

Wenn jedoch der Verdacht auf eine fortgeschrittene Endometriose in einer Notaufnahme auftritt, sollte die Dringlichkeit der Operation sorgfältig bewertet, das Vorgehen abgewogen und mit der Patientin besprochen werden. Oftmals ist die Schmerzlinderung durch medikamentöse Therapie die wichtigste Maßnahme, die akut notwendig ist. Die so gewonnene Zeit kann zu Durchführung weiterer erforderlicher

Untersuchungen genutzt werden. Ist das Ausmaß vollständig erkannt kann eine umfassende Sanierung in einem einzigen Eingriff angestrebt werden.
Nochmals zu unserer provokanten Überschrift, Endometriose an sich stellt ein chronisches Phänomen dar, welches akute Symptome auslösen kann. Akute Symptomatik sollte mit den angemessenen Mitteln behandelt werden. Die über Jahre sich entwickelnde Erkrankung benötigt ihrerseits auch geeignete therapeutische Maßnahmen. Die medizinische Kunst besteht darin diese beiden Sachverhalte zu kennen, voneinander unterscheiden und bewerten zu können, um eine passende individuelle Lösung zu finden.

Das Problem der Klassifikation der Endometriose

In den vorherigen Kapiteln haben wir die drei Hauptaspekte der Endometrioseerkrankung behandelt. Zur Erinnerung: Wir haben über die zeitliche Entwicklung, die Ausdehnung der Befunde und Läsionen sowie die Vielfalt der Symptomausprägung gesprochen. Es ist wichtig zu beachten, dass diese Aspekte nicht immer in direktem Zusammenhang miteinander stehen und in verschiedenen Lebensphasen der betroffenen Patientin unterschiedliche Bedeutung haben können. Diese Parameter sind entscheidend für die Erfassung des Krankheitsverlaufs. Aufgrund der intrinsischen Dynamik der Erkrankung handelt es sich bei der Klassifikation um keine statische Größe. Jede Einteilung sollte als dynamisch betrachtet werden. Nur wenn wir die Endometriose in ihrer dreidimensionalen Komplexität verstehen, können wir die Ergebnisse der Befunde angemessen bewerten, die Therapie optimieren und die Wirksamkeit der Behandlung überwachen.

Bedauerlicherweise existiert bisher keine einheitliche Strukturierung in diesem Bereich.
Es gibt jedoch eine Vielzahl von Klassifikationen und Einteilungsversuchen für die Endometriose. Jede dieser Klassifikationen wurde entwickelt, um einen bestimmten Aspekt der Erkrankung zu erfassen und zu analysieren. Daher ist es sinnvoll, mehrere dieser Einteilungen zu nutzen, um die Dokumentation zu verbessern und die Entwicklung der Erkrankung nachvollziehbar zu machen.

Im Verlauf der Geschichte wurden verschiedene bedeutende Klassifikationen entwickelt. Zu den wichtigsten gehören:

1. Die zeitliche Achse, die den Verlauf der Erkrankung im Laufe der Zeit beschreibt.

2. Die Ausdehnung der Befunde und Läsionen, um die räumliche Verbreitung der Endometriose zu charakterisieren.

3. Die Symptomausprägung, die die verschiedenen klinischen Symptome und deren Ausprägung berücksichtigt. Beachten Sie jedoch, dass diese nicht immer direkt mit der räumlichen Ausdehnung korrelieren.

Es ist entscheidend, diese verschiedenen Aspekte der Endometriose zusammenzuführen und ganzheitlich zu betrachten, um die bestmögliche Versorgung und Therapie für betroffene Patientinnen zu gewährleisten. Eine einheitliche und umfassende Klassifikation ist jedoch weiterhin eine Herausforderung in der Forschung und klinischen Praxis.

Endoscopic Endometriosis Classification. EEC

Stadium	Beschreibung des Stadiums
I	• Endometrioseherde im kleinen Becken < 5 mm • Endometrioseherde an der Portio (Übergang von Gebärmutterhals in die Scheide) < 5 mm • Beide Tuben (Eileiter) frei durchgängig
II	• Endometrioseherde im kleinen Becken > 5 mm • Endometrioseherde an der Portio > 5 mm • Endometrioseherde am Dach der Harnblase • Adhäsionen (Verwachsungen) im Bereich der Ovarien (Eierstöcke) oder der Tuben mit hochgradiger Stenose (Verengung) der Tuben • Endometrioseherde im Douglas-Raum
III	• Adenomyosis uteri • Endometriose am Tubenwinkel • Schokoladenzysten der Ovarien • Endometrioseknoten an den Ligamenta sacrouterinae
IV	• Endometriose außerhalb der inneren und äußeren Geschlechtsorgane; Herde im gesamten Abdomen möglich, seltener auch außerhalb des Abdomens (Lunge, Leistenkanal, Haut, Gehirn)

Abb. 3

http://www.gesundheits-lexikon.com/Kinderwunsch/Endometriose/Klassifikation.html

American Society for Reproductive Medicine Revised Classification of Endometriosis rASRM

	Endometriosebefall	**< 1 cm**	**1-3 cm**	**> 3 cm**
Peritoneum (Bauchfell)	oberflächlich	1	2	4
	tief	2	4	6
Ovar (Eierstock)	R oberflächlich	1	2	4
	tief	4	16	20
	L oberflächlich	1	2	4
	tief	4	16	20
Douglas Befall*		teilweise	gesamt	
		4	40	

*Taschenförmige Aussackung des Peritoneums (Bauchfell) zwischen Rektum (Mastdarm) hinten und Uterus (Gebärmutter) vorne

Abb. 4

http://www.gesundheits-lexikon.com/Kinderwunsch/Endometriose/Klassifikation.html

	Adhäsionen (Verwachsungen)	$< {}^{1}/_{3}$ befallen	${}^{1}/_{3}$ -${}^{2}/_{3}$ befallen	$> {}^{2}/_{3}$ befallen
Ovar (Eierstock)	R zart	1	2	4
	fest	4	8	16
	L zart	1	2	4
	fest	4	8	16
Tube (Eileiter)	R zart	1	2	4
	fest	4*	8*	16
	L zart	1	2	4
	fest	4*	8*	16

*Falls der Fimbrienapparat des Eileiters eingeschlossen ist, werden automatisch 16 Punkte veranschlagt.

Stadium I	minimal	1 - 5
Stadium II	leicht	6 - 15
Stadium III	mäßig	16 - 40
Stadium IV	schwer	> 40

Abb. 5

http://www.gesundheits-lexikon.com/Kinderwunsch/Endometriose/Klassifikation.htm

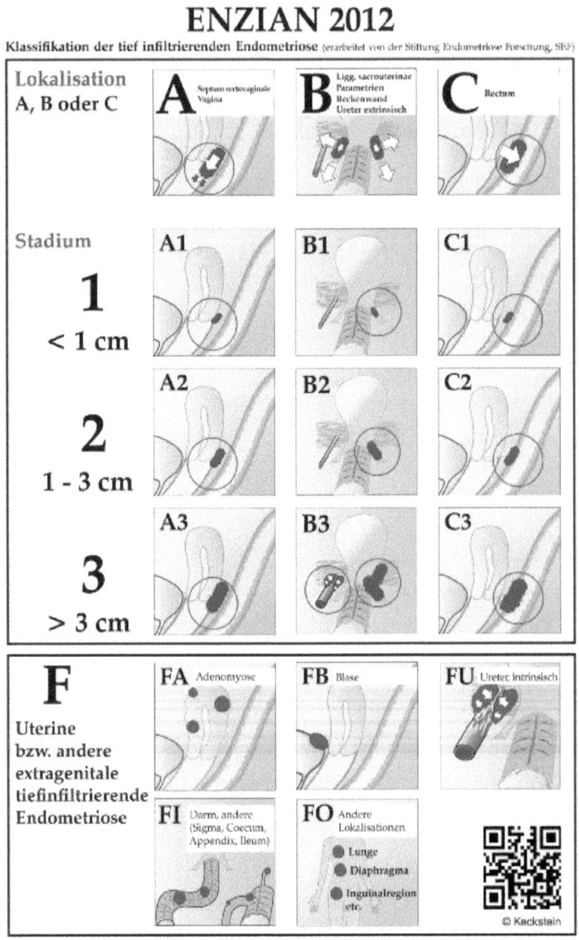

Abb. 6

Aus https://www.endometriose-sef.de/aktivitaeten/klassifikation-enzian/

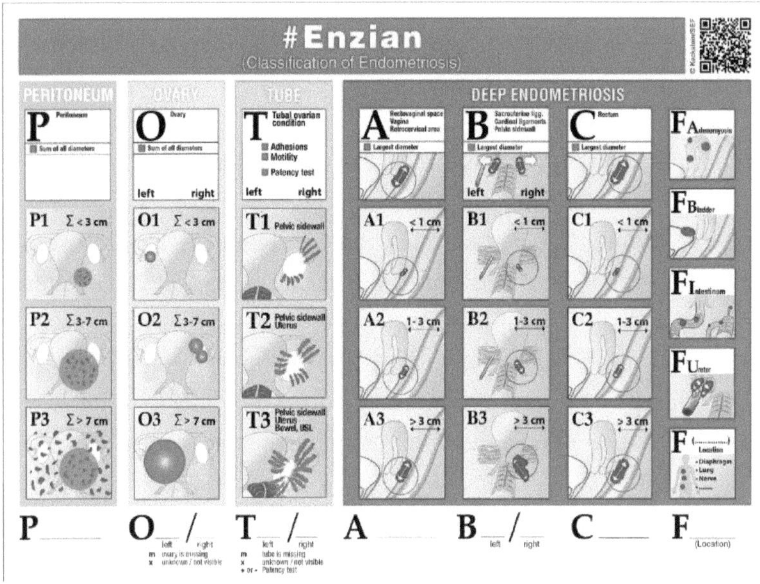

Abb. 7

Aus https://www.endometriose-sef.de/aktivitaeten/klassifikation-enzian/

Die oben Dargestellten Klassifikationen entsprechend dem derzeitigen Standard und sollten nach jeder Untersuchung und vor allen Dingen in jedem Operationsbericht mit der entsprechenden Klassifikation prä- und postoperativ aufgeführt werden.

Strategie der Diagnostik bei Endometriose

Zusammenfassend können Sie bei der Verdachtsdiagnose Endometriose folgende Strategie verfolgen:

1. Endometriose ist keine akute Erkrankung. Daher sollten Sie Ihren Arztbesuch nicht allein aufgrund akuter Schmerzen beschränken. Stattdessen sollten Sie den chronischen Charakter Ihrer Beschwerden erkennen und sich sorgfältig auf das ärztliche Gespräch vorbereiten.

2. Bereiten Sie sich darauf vor, die lang- bis mittelfristige Belastung, die Ihre Beschwerden verursachen, erneut zu durchdenken. Reflektieren Sie, wie lange Sie bereits unter den Symptomen leiden.

3. Machen Sie genaue Angaben zu den Zeitpunkten in Bezug auf Ihre Menstruation. Geben Sie Ihrem Arzt Einblicke in die genaue Lokalisation und Intensität Ihrer Schmerzen.

4. Beschreiben Sie nicht nur den Einfluss der Erkrankung auf Ihre körperliche Verfassung, sondern auch auf Ihre Psyche. Teilen Sie Ihrem Arzt mit, wie Endometriose Ihr soziales Umfeld beeinflusst, einschließlich eventueller Schwierigkeiten in Bezug auf Ihre Berufstätigkeit oder schulische Leistungen.

5. Erwähnen Sie, wenn vorhanden, Schwierigkeiten, die Sie in Ihrem Berufs- oder Schulalltag aufgrund der Endometriose erfahren.

Indem Sie diese Punkte berücksichtigen und dem Arzt eine umfassende Sicht auf Ihre Situation geben, können Sie dazu beitragen, eine genauere Diagnose und eine effektivere Behandlungsstrategie zu entwickeln.

Aktuelle Empfehlungen zur Diagnostik

Sobald Sie den Begriff "Endometriose" und "Diagnostik" in einer Suchmaschine eingeben, werden Sie auf folgende Informationen stoßen:

"Die zuverlässigste Methode zur Diagnose von Endometriose ist die sogenannte Bauchspiegelung (Laparoskopie). Dieser Eingriff erfordert eine Vollnarkose und erfolgt, indem ein dünnes optisches Instrument mit einer kleinen Kamera, das Laparoskop genannt wird, durch einen kleinen Schnitt im Bereich des Nabels in die Bauchhöhle eingeführt wird."

Nachdem Sie dieses Buch und die vorherigen Kapitel gelesen haben, sind Sie bereits mit dem Dilemma der Endometriosediagnose vertraut. Tatsächlich wird die Diagnose anhand von Gewebeproben gestellt, die ein Pathologe unter dem Mikroskop untersuchen kann. Diese Gewebeproben werden während einer Operation entnommen, in der Regel während einer Bauchspiegelung. Dieser Ansatz zur Diagnose von Endometriose ist grundsätzlich akzeptabel, vorausgesetzt, drei Bedingungen werden erfüllt:

1. Der Operateur verfügt über ausreichende fachliche Fähigkeiten und Kompetenzen und Zeit, um auch geringgradige Endometriose adäquat zu behandeln.

2. Die Vermutung einer Endometriose wurde bereits während der präoperativen Diagnostik geäußert und klare Operationsziele wurden in Absprache mit der Patientin festgelegt und während des Eingriffs erreicht.
3. Es handelt sich nicht um eine fortgeschrittene Endometriose, bei der eine Operation ohne vorherige Diagnose durchgeführt wird.

Es besteht ein erhebliches Risiko für zusätzliche Operationen, wenn diese Bedingungen nicht erfüllt sind, was möglicherweise zu erhöhten Komplikationen führen kann. Dies kann dazu führen, dass die primären Ziele der Behandlung, wie die Erhaltung der Fertilität, nicht erreicht werden.

Alle Untersuchungen sollten im Zusammenhang mit den Symptomen und der Erkrankung stehen und gemäß den geltenden Standards des jeweiligen Fachgebiets durchgeführt und bewertet werden. Ideal ist es, wenn vor dem Eingriff, insbesondere bei fortgeschrittenen Befunden, klare Zielsetzungen festgelegt werden und ein konkreter Behandlungsplan erstellt wird. Es ist ratsam, nach einer interdisziplinären Konferenz oder einem medizinischen Gremium zu fragen, in dem die Strategie für Ihre individuelle Erkrankung diskutiert oder festgelegt wird.

Die allgemeinen Ziele der Endometriosetherapie können sein:

1. Die Entfernung aller sichtbaren Endometrioseherde unter Erhaltung der Funktion der betroffenen Organe.

2. Die Entfernung funktionsloser betroffener Organe zusammen mit den Endometrioseherden.

3. Die Wiederherstellung der Fertilität.

4. Die Erhaltung der Fertilität, der Ovarreserve, der Eileiter- und Uterusfunktion.

5. Die Verlagerung der Eierstöcke in eine für Fertilitätsmaßnahmen zugängliche Position (Ovariopexie).

6. Die Segmentresektion des betroffenen Darmabschnitts mit primärer Anastomose. ("Shaving" / "Disc Exzision" als Alternativen).

7. Die präzise Abpräparation der Endometrioseherde unter Erhaltung der Darmkontinuität als "Shaving" oder "Disc Exzision".

8. Möglicherweise die Prophylaxe von Adhäsionen (es gibt keine klare Evidenz).

9. Die Überprüfung der Eileiterdurchgängigkeit.

10. Die Behandlung oder Entfernung fokaler Adenomyose (mithilfe von Radiofrequenzablation, Resektion und Uterusrekonstruktion, oder horm. Therapie).

Weitere allgemeine Empfehlungen können von den entsprechenden Fachgesellschaften für den Fall „Endometriose“ berücksichtigt werden. Jeder Patient sollte einen individuellen Operationsplan erhalten und die Möglichkeit haben, eine Zweitmeinung einzuholen.

Es sei darauf hingewiesen, dass in den meisten Fällen die vorgeschlagene Behandlung im Rahmen einer Zweitmeinung bestätigt wird, was dazu beiträgt, dass die Patientin sich entspannter fühlt, wenn sie sich dem empfohlenen Eingriff unterzieht. Eine Zweitmeinung sollte nicht als Misstrauensvotum angesehen werden, sondern als vertrauensbildende Maßnahme. Ein Wechsel der Klinik ist in den meisten Fällen nicht notwendig.

Strategie der Behandlung der Endometriose

Die Endometriose wirkt sich sowohl körperlich als auch psychisch auf die Betroffene aus und beeinflusst ihr soziales Umfeld. Alle drei dieser Aspekte sollten in der Behandlung angemessen berücksichtigt werden, je nach ihrer Bedeutung für die Patientin. Grundsätzlich gibt es zwei Hauptarten der Therapie: operative und konservative Behandlungsansätze. Leider steht uns keine nichtoperative Therapieoption zur Verfügung, die die Ursache der Endometriose vollständig beseitigen kann, da die Ursache noch nicht vollständig geklärt ist.

Die operative Behandlung stellt jedoch die einzige Therapieoption dar, bei der die Endometriose tatsächlich entfernt werden kann. Im Gegensatz dazu zielt die konservative Therapie, die medikamentöse, physiotherapeutische oder psychologische Ansätze einschließt, nicht darauf ab, die Ursachen zu beseitigen, sondern konzentriert sich auf die Linderung der Auswirkungen der Endometriose. Im Vergleich zur operativen Methode hat die konservative Methode nicht das primäre Ziel, die Endometriose zu eliminieren.

Die konservativen und medikamentösen Maßnahmen zielen darauf ab, die Bedingungen im Körper so zu verändern, dass die Ausprägung der Endometriose und deren Auswirkungen auf die Patientin reduziert, beseitigt oder sogar verhindert werden können. Dennoch haben diese konservativen Optionen, obwohl sie die Ursachen nicht beheben können, einen äußerst wichtigen Stellenwert, da sie in erster Linie darauf abzielen, den Alltag und die Lebensqualität der Patientin zu verbessern.

Multimodale Strategie der Schmerzbekämpfung bei Endometriose

Die multimodale Schmerzbehandlung bei Endometriose ist ein Lichtblick für Frauen, die mit den anhaltenden Schmerzen konfrontiert sind. Hierbei geht es darum, weit mehr zu erreichen als lediglich vorübergehende Schmerzlinderung durch Schmerzmittel. Das Hauptziel besteht darin, die langfristige Verbesserung der Lebensqualität zu ermöglichen und die Mobilität der Betroffenen nachhaltig zu fördern oder wiederherzustellen. Dieser Ansatz berücksichtigt die Komplexität der Erkrankung, die allein durch Medikamente nicht ausreichend kontrolliert werden kann.

Ein wesentlicher Bestandteil der multimodalen Schmerzbehandlung sind Analgetika, die je nach Bedarf und Situation eingesetzt werden können.

Zu den bekanntesten gehören zweifellos die Nichtsteroidalen Antirheumatika (NSAR) wie Ibuprofen und Naproxen. Sie sind effektiv bei der Linderung der Menstruationsschmerzen, die mit Endometriose einhergehen. NSAR können den Schmerz reduzieren, indem sie auch Entzündungsprozesse hemmen. Dennoch sollten die

Anwendungsdauer und Dosierung dieser Mittel möglichst nicht zu Gewohnheit werden, um Nebenwirkungen zu vermeiden. Als Alternativen können Paracetamol oder Metamizol/Novaminsulfon in Betracht gezogen werden.

Aber auch bei diesen Mitteln ist äußerste Vorsicht geboten und sie sollten nur nach sorgfältiger Abwägung eingesetzt werden. Paracetamol, zum Beispiel, besitzen zwar eine gute Wirkpotenz und Verträglichkeit, jedoch besteht gleichzeitig das Risiko einer Leberschädigung bei Überdosierung. Das verschreibungspflichtige Metamizol/Novaminsulfon wirkt bei stärkeren Schmerzen als eine sehr gute Alternative, wirkt jedoch anders als NSAR nicht entzündungshemmend. In seltenen Fällen kann es eine gefährliche hämatologische Nebenwirkung verursachen, indem es die Anzahl der weißen Blutkörperchen verringert. Daher wird auch hier keine langfristige Anwendung empfohlen.

Ein individueller Therapieplan sollte unbedingt in Zusammenarbeit mit Ihrer Therapeutin entwickelt werden, unter Berücksichtigung Ihrer eigenen Erfahrungen, Ihres Risikoprofils, Ihres Bedarfs und Ihrer Ziele. Es ist durchaus möglich, verschiedene Medikamente in Kombination anzuwenden, unter Berücksichtigung der jeweiligen Wirkdauer der Medikamente. In dieser Hinsicht empfehle ich jedoch dringend die Beratung durch eine Fachperson, insbesondere wenn Sie in Erwägung ziehen, über 2 bis 3 Tage hinweg verschiedene Mittel in 3-5 stündigen Abständen anzuwenden, um eine hohe Dosierung eines einzelnen Präparats zu vermeiden, während eine langanhaltende Wirkung ohne Schwankungen erzielt wird.

Die Auswahl der richtigen Analgetika hängt natürlich von Ihrer individuellen Situation und möglichen Begleiterkrankungen ab. Die

Schmerztherapie sollte jedoch nicht nur Medikamente umfassen, sondern auch andere wichtige Maßnahmen als Standard berücksichtigen, um langfristig das Schmerzniveau zu senken:

1. Physiotherapie: Gezielte Übungen helfen, die Muskulatur zu stärken und Verspannungen zu lösen, was die Schmerzen reduzieren kann. Aber auch Kälte- oder Wärmeanwendungen sowie Massagen sind oft ohne Schmerzmittel wirksam.

2. Ernährung: Eine ausgewogene Ernährung wirkt entzündungshemmend und hilft, das Schmerzniveau zu senken.

3. Psychologische Unterstützung: Schmerzen können psychisch belastend sein. Gesprächstherapie und Entspannungstechniken können dabei helfen, den Umgang mit Schmerzen zu verbessern. Ein starkes Mindset ist ebenfalls eine nicht zu unterschätzende Hilfe. Die Thematisierung und bewusste Neuordnung unserer Wahrnehmung, Bewertung und Ziele können allein schon eine erhebliche Entlastung bieten.

Die multimodale Schmerzbehandlung bei Endometriose ist ein ganzheitlicher Ansatz, der darauf abzielt, Schmerzen nicht nur kurzfristig zu lindern, sondern langfristig die Lebensqualität der Patientinnen zu steigern. Die Wahl der richtigen Medikamente und Therapieansätze sollten stets in Absprache mit einem erfahrenen Arzt erfolgen, um individuelle Bedürfnisse und Ziele angemessen zu berücksichtigen. Die Hoffnung auf ein schmerzfreieres Leben mit Endometriose ist real, und die multimodale Behandlung eröffnet Möglichkeiten, dieses Ziel zu erreichen.

Hormonelle Strategie in der Therapie der Endometriose

Warum ist es von entscheidender Bedeutung, den komplexen Mechanismus der weiblichen Hormonregulation zu verstehen?

Das Verständnis des weiblichen Hormonregelsystems eröffnet uns ein faszinierendes Fenster in die Welt des weiblichen Körpers. Dieses Wissen gewährt nicht nur Einblicke in die geheimnisvolle Choreographie der Hormone, sondern bietet auch praktische und unmittelbare Vorteile.

Erstens ermöglicht es uns, unsere Gesundheit besser zu verstehen und zu fördern. Durch das Verstehen der Prozesse der Hormonregulation können wir Abweichungen oder Ungleichgewichte frühzeitig erkennen und rechtzeitig behandeln. Dies trägt dazu bei, gesundheitliche Herausforderungen wie das polyzystische Ovarial Syndrom (PCOS), Endometriose oder Menstruationsstörungen effektiver zu bewältigen.

Darüber hinaus ist das Wissen über den weiblichen Hormonzyklus von entscheidender Bedeutung für Empfängnisverhütung und Familienplanung. Es ermöglicht Frauen, bewusstere Entscheidungen in Bezug auf ihre reproduktive Gesundheit zu treffen und die Auswahl der Verhütungsmethode zu optimieren.

Auf emotionaler Ebene kann das Verständnis des Hormonregelsystems dabei helfen, Stimmungsschwankungen und emotionale Veränderungen im Zusammenhang mit dem Menstruationszyklus besser zu bewältigen. Dies trägt zum Wohlbefinden und zur Selbstkenntnis bei. Schließlich ist das Wissen über die weibliche Hormonregulation in der

Forschung und Medizin von unschätzbarem Wert. Es ermöglicht Fortschritte in der Behandlung von Erkrankungen wie Unfruchtbarkeit und Menstruationsbeschwerden und trägt zur Entwicklung sicherer und effektiver Therapien bei.

Zusammengefasst eröffnet uns das Verständnis des weiblichen Hormonregelsystems die Tür zu faszinierendem und lebensveränderndem Wissen, das nicht nur die Gesundheit, sondern auch die Lebensqualität von Frauen weltweit verbessert.

Um ein besseres Verständnis der hormonellen Regulation des weiblichen Zyklus sicherzustellen, betrachten wir zunächst den gesamten Prozess von der Hypothalamus-Hirnanhangsdrüse-Ovarien-Achse und heben die entscheidenden Hormone und ihre Funktionen hervor.

Der weibliche Zyklus ist ein beeindruckendes Zusammenspiel hormoneller Signale, das in unserem Körper stattfindet. Alles beginnt im Hypothalamus, einem kleinen, jedoch mächtigen Bereich im Gehirn. Hier wird das Gonadotropin-Releasing-Hormon (GnRH) freigesetzt. Dieses winzige Molekül fungiert als der Startschuss für unseren Zyklus.

GnRH reist dann zur Hirnanhangsdrüse, der Hypophyse, die wie eine Regiezentrale für unsere Hormone fungiert. In der Hypophyse werden zwei entscheidende Hormone produziert: das luteinisierende Hormon (LH) und das follikelstimulierende Hormon (FSH). LH und FSH sind die Dirigenten dieses hormonellen Orchesters. Sie signalisieren den Eierstöcken, aktiv zu werden.

Nun kommen die Ovarien ins Spiel. Die Eierstöcke sind ein beeindruckendes Duo, das Östrogen und Progesteron produziert. Östrogen ist sozusagen der Architekt des ersten Teils des Menstruationszyklus. Es stimuliert das Wachstum und die Entwicklung der Gebärmutterschleimhaut, des Endometriums, und bereitet es auf die mögliche Ankunft eines Embryos vor. Progesteron übernimmt hingegen die Kontrolle in der zweiten Hälfte des Zyklus und gewährleistet, dass die Schleimhaut stabil bleibt, um eine mögliche Schwangerschaft zu unterstützen.

Dieser Zyklus ist bemerkenswert stabil, aber er kann auch beeinflusst werden. Tatsächlich führte die Entdeckung dieser beeinflussbaren Natur zur Entwicklung der hormonellen Empfängnisverhütung, besser bekannt als die Antibabypille. Mit dieser Innovation haben wir gelernt, wie wir diesen Zyklus nach Bedarf reversibel beeinflussen können, um ungewollte Schwangerschaften zu verhindern.

Das grundlegende Prinzip der hormonellen Therapie basiert auf der Erkenntnis, dass Endometriosegewebe ähnlich empfindlich auf Hormone reagiert wie das normale Endometrium. Beide reagieren empfindlich auf Östrogen, aber Gestagen, ein weiteres im Spiel befindliches Hormon, kann die Umwandlung der Schleimhaut verlangsamen. Dieser Effekt ist besonders nützlich, um das Wachstum von Endometrioseherden zu kontrollieren oder zumindest zu beeinflussen.
Es gibt verschiedene hormonelle Therapieoptionen, darunter Gestagene, die Kombinationspille und GnRH-Analoga.

1. Gestagene: Gestagene sind eine Gruppe von Hormonen, die Progesteron ähnlich sind. Sie können in Form von Tabletten, Injektionen oder intrauterinen Systemen verabreicht werden. Gestagene wirken, indem sie den Menstruationszyklus unterdrücken und das Wachstum des Endometriose-Gewebes hemmen.

2. Kombinationspille: Die Kombinationspille enthält sowohl Östrogene als auch Gestagene. Sie wird in der Regel in einem langen Zyklus eingenommen, wodurch die Anzahl der Menstruationsperioden reduziert wird. Dies kann die Symptome der Endometriose lindern, da die Monatsblutung oft mit Schmerzen verbunden ist.

3. Langzyklus: Der Langzyklus bezieht sich auf die kontinuierliche Einnahme der Kombinationspille über mehrere Monate, ohne die übliche siebentägige Pause. Dadurch wird die Anzahl der Menstruationsperioden pro Jahr drastisch reduziert oder sogar vollständig vermieden. Dies kann die Symptome der Endometriose verringern und Schmerzen lindern.

4. GnRH-Analoga mit Add Back: GnRH-Analoga sind Medikamente, die vorübergehend die Produktion von Östrogen im Körper reduzieren. Diese Medikamente werden oft in Kombination mit "Add Back" Therapie verschrieben, bei der geringe Mengen Östrogen und Gestagen hinzugefügt werden, um die negativen Auswirkungen der Östrogenunterdrückung (wie Knochendichteabbau) zu minimieren.

Probleme bei der GnRH-Analoga-Therapie mit Add Back können sein:

- Nebenwirkungen wie Hitzewallungen, Stimmungsschwankungen und vaginale Trockenheit aufgrund des reduzierten Östrogenspiegels.
- Langfristige Verwendung kann zu einem Verlust an Knochendichte führen, weshalb sie normalerweise nicht über einen längeren Zeitraum angewendet werden sollte.
- Der Wiedereintritt der Endometriose-Symptome nach Beendigung

der Therapie.

In Bezug auf Gestagene, dass bei Endometriose zugelassen ist, können verschiedene Präparate verwendet werden, darunter Norethisteronacetat, Medroxyprogesteronacetat und Dienogest. Die Auswahl des geeigneten Medikaments hängt auch hier von individuellen Faktoren und der Verträglichkeit ab und wird nicht nur von Ihrem Arzt verordnet, sondern wird auch langfristig überwacht und kontrolliert werden.

Prinzipen der operativen Strategie der Endometriosetherapie

Die Entfernung von Endometrioseherden steht zweifellos im Zentrum der Therapie und wird als der effektivste Weg angesehen, um die Auswirkungen dieser chronischen Erkrankung wirklich zu beseitigen. Der minimalinvasive Zugangsweg kristallisiert sich dabei als die bevorzugte Option heraus, und das aus guten Gründen. Hier sind drei klare Argumente, die für diese Wahl sprechen:

Erstens, da Endometriose eine chronische Erkrankung ist, kann es notwendig sein, im Laufe des Lebens mehrere Operationen durchzuführen. Daher ist es sinnvoll, einen minimalinvasiven Ansatz zu wählen, um Kollateralschäden zu minimieren.

Zweitens sind die zu operierenden Herde oft klein und verstreut, was eine präzise Visualisierung vor Ort erforderlich macht. Dies hat positive Auswirkungen auf die Effektivität der Operation, die Erholung des Gewebes und die Möglichkeit, Befunde genau zu dokumentieren.

Dies erleichtert die Vergleichbarkeit, die Ableitung von postoperativen Prognosen und die Überwachung des Krankheitsverlaufs.

Der dritte Grund liegt in der wachsenden Verbreitung der konventionellen laparoskopischen Operationsoptionen und der zunehmenden Zahl von robotischen und hybriden Assistenzsystemen in der Chirurgie, die die Präzision der Eingriffe gegenüber der konventionellen offenen Chirurgie erheblich steigern können. Die 4K-Bildtechnologie und die Bildbearbeitungssoftware verbessern die Sichtbarkeit der Läsionen erheblich, was die sichere Erkennung und Entfernung unterstützten. Die Qualität der Operationen kann zwar von Standort zu Standort variieren, doch immer mehr Zentren und Ärzte etablieren und standardisieren ihre Methoden und Techniken.

Die operative Behandlung der Endometriose ist zweifellos eine Königsdisziplin der minimalinvasiven Chirurgie. Sie beruht auf langjähriger Erfahrung, kontinuierlicher Fortbildung, modernster technischer Ausstattung und einer professionellen interdisziplinären Diagnostik und Operationsplanung.

Wenn wir uns die optimale Strategie zur operativen Behandlung der Endometriose vorstellen, sind folgende Punkte von wesentlicher Bedeutung, um eine hohe reproduzierbare Qualität der Behandlung sicherzustellen:

1. Interdisziplinäre Diagnostik: Ein ganzheitlicher Ansatz zur Beurteilung aller Symptome der Patientin aus verschiedenen Fachgebieten.

2. Festlegung einer diagnostischen und einer Behandlungsstrategie: Klare und individuelle Pläne, basierend auf den Ergebnissen der

Diagnostik.

3. Formulierung von Zielen in Zusammenarbeit mit der Patientin und in interdisziplinären Konferenzen: Die Einbeziehung der Patientin in den Entscheidungsprozess ist entscheidend.

4. Visualisierung des diagnostischen und operativen Prozesses: Die Aufklärung der Patientin über die geplanten Eingriffe und die erwarteten Veränderungen.

5. Einbeziehung von Patientinnen in die Entscheidungsprozesse: Gemeinsame Entscheidungen fördern das Vertrauen und die Zufriedenheit der Patientin.

6. Postoperative Beratung und Betreuung: Kontinuierliche Unterstützung und Follow-up sind wichtig für den Genesungsprozess.

7. Evaluation der Ergebnisse durch die behandelnde Klinik: Die Überwachung der Ergebnisse hilft, die Qualität der Behandlung zu verbessern.

Es ist wichtig zu betonen, dass die operative Technik Teil dieses umfassenden Ansatzes ist und nicht als isolierter Prozess betrachtet werden sollte. Die Zertifizierung als Endometriosezentrum kann die Qualität der Behandlung fördern, ist jedoch keine Garantie für 100%igen Erfolg. Daher ist eine sorgfältige interdisziplinäre Diagnostik entscheidend, um klare Ziele zu setzen und den bestmöglichen Behandlungsverlauf zu planen.

Die Entfernung von Endometrioseherden kann in Bezug auf die

Koagulation und Entfernung kontrovers diskutiert werden. Grundsätzlich lässt sich festhalten, dass kleine oberflächliche Läsionen effektiv mittels Stroms oder Laser koaguliert werden können. Hingegen sollten große und tief in das Gewebe eingedrungene Herde exzidiert werden, da die Kontrolle über die Tiefe bei der Koagulation unsicher ist. Der Chirurg muss darauf achten, die Herde radikal zu entfernen, dabei aber gesundes Gewebe und Organfunktionen so weit wie möglich zu schonen. Dies erfordert oft individuelle Entscheidungen während des Eingriffs.

Die Bauchinnenhaut (Peritoneum) hat eine hohe Regenerationsfähigkeit, weshalb sie großzügig entfernt werden kann. Die Eierstöcke hingegen regenerieren sich nicht, daher erfordert ihre Behandlung äußerste Vorsicht. Die Kontrolle der Eierstockreserve vor der Operation und die Überprüfung des AMH-Werts (Anti-Müller Hormon) nach dem Eingriff bieten objektive Möglichkeiten, die Auswirkungen der Operation zu bewerten.

Es gibt schonende Verfahren wie die "Aquadissektion", bei der eine NaCl-Lösung verwendet wird, um die Endometriosekapsel vom Eierstock zu entfernen, oder die vorübergehende Fixierung der Eierstöcke an der Bauchdecke mittels "Ovariopexie". Ein Verzicht auf ausgiebige Blutstillung durch elektrische Koagulation erfordert eine präzise Visualisierungstechnik wie HD, 3D oder die 4K-Technologie oder den Einsatz von robotischen Assistenzsystemen in der Endometriosechirurgie. Dies ermöglicht eine gewebeschonende Operation.

Zusammenfassend kann gesagt werden, dass die operative Behandlung der Endometriose ein komplexer Prozess ist, der auf einer umfassenden Diagnostik, klaren Zielsetzungen und modernsten Techniken basiert. Nur durch eine sorgfältige Planung und interdisziplinäre Zusammenarbeit können wir den Patientinnen die bestmögliche Versorgung bieten und ihre Lebensqualität verbessern.

Interdisziplinäres Setting.... Warum?

Der Schlüssel zum Erfolg bei der Behandlung von Endometriose liegt in der engen Zusammenarbeit verschiedener medizinischer Fachbereiche. Im weiblichen Becken koexistieren lebenswichtige Organe und Funktionen, was ein Team von Gynäkologen, Reproduktionsmedizinern, Geburtshelfern, Viszeralchirurgen, Urologen, Neurologen, Orthopäden, Radiologen, Gastroenterologen und Proktologen erfordert. Diese multiviszeral-affektierende Erkrankung erfordert das Wissen dieser Spezialisten.

Während einer Operation sind oft urologische, chirurgische, neurologische und gastroenterologische Fragen zu klären. Die Herausforderung besteht darin, die Fähigkeiten und das Wissen dieser Experten effektiv zu koordinieren, um die bestmögliche Behandlung zu bieten. Statistiken zeigen, dass Ärzte, die häufig solche Eingriffe durchführen, erfolgreichere Ergebnisse erzielen.

Es ist entscheidend, dass Fragen, die aufgrund der Erkrankung als Symptome auftreten, vor einer Operation geklärt werden. Daher ist eine interdisziplinäre Beratung und Fallbesprechung in der Operationsplanung unerlässlich. Patientinnen sollten die Gelegenheit haben, mit Experten aus verschiedenen Fachrichtungen zu sprechen und umfassend aufgeklärt zu werden.

Die frühzeitige Zusammenarbeit der Spezialisten kann unnötige Zweit- und Drittoperationen verhindern. Die mangelnde präoperative Diagnostik und fehlende interdisziplinäre Planung sind Hauptursachen für wiederholte Operationen bei Endometriose-Patientinnen. Durch gezielte Fragen können Patientinnen dazu beitragen, diese Nachteile zu minimieren.

Die Antwort auf die Eingangsfrage lautet: Die interdisziplinäre Zusammenarbeit bereits in der Planungsphase, um unnötige Folgeoperationen zu vermeiden.

OP Schritte, deren Vorbereitung und Umsetzung

Sie stehen kurz vor einer einzigartigen Reise in die Welt der Endometriose-Operation. Lassen Sie uns jedoch einen Blick hinter die Kulissen werfen und Ihnen den umfassenden Prozess näherbringen, der diesem wichtigen Eingriff vorausgeht.

Schon lange bevor der operative Teil beginnt, legen wir großen Wert darauf sicherzustellen, dass Sie optimal vorbereitet sind. Unsere multidisziplinären Teams haben all Ihre Fragen ausführlich beantwortet und Ihre Ängste und Bedenken zerstreut. Sie sind genau informiert über den Ablauf der Operation, da alle Schritte im Vorfeld sorgfältig schriftlich erläutert wurden. Sie kennen den Umfang des Eingriffs, dessen Ziele und mögliche Komplikationen in vollem Maße.

In der Welt der Reproduktionsmedizin kann es sogar vorkommen, dass wir bereits vor der eigentlichen Operation Eizellen sichern oder, falls nicht möglich, die Eierstockreserve bestimmen, um die

Erfolgsaussichten für Ihre angestrebte Schwangerschaft einzuschätzen. Am Tag vor der Operation stehen Thromboseprophylaxe und gegebenenfalls Darmentleerung auf dem Programm. Hierbei entscheidet jede Klinik individuell, wie sie vorgeht.

Der Operationssaal ist der Ort, an dem die Magie geschieht. Nach der Einleitung der Narkose erfolgt eine sorgfältige Vorbereitung. Sie werden positioniert, gründlich desinfiziert und mit sterilen Tüchern abgedeckt, um den Eingriff vorzubereiten. Bei tief infiltrierender Endometriose oder bei Endometriose im Bereich der Parametrien und der Beckenseitenwand kann eine Harnleiterschienung in Erwägung gezogen werden, um mögliche Komplikationen vorzubeugen. Ihre Ärztinnen & Ärzte berücksichtigen stets Ihre individuellen Bedürfnisse und finden maßgeschneiderte Lösungen.

Nachdem die Trokare in den Bauchraum eingeführt und die Kamera platziert wurde, beginnt die gründliche Inspektion und Dokumentation des Befundes. Wir empfehlen die Sicherung einer Probe der freien Flüssigkeit im Bauchraum, da dies selten, aber dennoch möglich ist und die zufällige Diagnose einer Neoplasie ermöglichen könnte.

Endometriose führt oft zu Verklebungen der Beckenorgane in verschiedenen Ausprägungen. Wir lösen dieses Problem, indem wir den sogenannten retroperitonealen Raum nutzen, der frei von Verwachsungen ist. Hierbei können wir die Harnleiter und großen Beckengefäße schonend umgehen und die gesamte Seitenwand darstellen. Dadurch können wir die Ovarien von den Verklebungen lösen und das Endometriom entfernen. Diese Schritte erfolgen zuerst auf einer Seite und dann auf der anderen.

Die Harnleiter werden behutsam präpariert und geschützt, bevor wir die Rückwand der Gebärmutter und gegebenenfalls den Darm von Endometriose befreien. Abhängig von der vorherigen Untersuchung wird entweder 'Shaving', eine 'Disc Exzision' oder eine 'Segmentresektion' mit anschließender Anastomose durchgeführt. Wir überprüfen die Dichtigkeit des Darms und erwägen gegebenenfalls eine Adhäsionsprophylaxe.

Nach der Operation belassen wir die fixierten Ovarien für die nächsten 48 Stunden in Ruhe, um Verwachsungen mit der entstandenen Wunde zu reduzieren und um die Beweglichkeit der Tube und der Ovarien zu gewährleisten. Dieser Ablauf dient lediglich als Beispiel und kann je nach Bedarf individuell angepasst werden. In jedem Fall setzen wir auf klare Abläufe, klare Ziele und strenge Standards, um die Qualität des Eingriffs zu gewährleisten.

Wenn Sie Ihr Aufnahmegespräch führen, zögern Sie nicht, nach dem genauen Operationsablauf und den Standards zu fragen. Indem Sie verstehen, was Ihr Arzt plant und Ihnen die dokumentierten Bilder nach der Operation erklärt, können Sie ein besseres Gefühl für den Eingriff entwickeln und Ihr Vertrauen in Ihren Chirurgen stärken.

Ergebnisse des operativen Vorgehens oder die Endometrioseformel

Die große operative Maßnahme wurde erfolgreich abgeschlossen, und möglicherweise erwachen Sie jetzt in der Aufwachstation oder der Intensivstation, sich fragend, was hier mit Ihnen geschehen ist. In dieser unmittelbaren postoperativen Phase können Schmerzen auftreten.

Doch seien Sie bitte versichert, dass Sie systematisch, intensiv und aktiv behandelt werden, um sicherzustellen, dass Sie als Patientin keinerlei Schmerzen oder Leiden erleben.

In den ersten 24 Stunden überwacht das Pflegepersonal und die Ärzte sorgfältig mögliche Komplikationen und schließen diese aus. Mögliche Frühkomplikationen umfassen Blutungen, Organverletzungen, Embolien oder in extrem seltenen Fällen auch das Kompartmentsyndrom, welches sich durch starke Wadenschmerzen äußert.

Unerwünschte Ereignisse wie Organläsionen oder Infektionen sind glücklicherweise sehr selten und nicht Bestandteil einer routinemäßigen Operation. Sie benötigen normalerweise einige Zeit, um überhaupt Symptome zu entwickeln. Deshalb ist eine stationäre Überwachung in den folgenden Minuten bis 48 Stunden nach dem Eingriff erforderlich. Im Labor und an Ihren sog. „vitalen Parametern“ wie Körpertemperatur, Atem- oder Herzfrequenz oder dem Blutdruck könnten Anzeichen einer Infektion auch früher erkennbar sein, weswegen standardmäßig alle Patienten postoperativ diesbezüglich überwacht werden. Langfristige unerwünschte Folgen einer Operation hängen oft mit der Narbenbildung sowohl äußerlich als auch innerlich im Körper zusammen, und sie könnten erst Wochen oder Monate später abschließend beurteilt werden.

Nach 24 Stunden sollten Sie zunehmend in der Lage sein, sich zu bewegen, und nach 3 Tagen können Sie mit Ihrem Arzt über Ihre Entlassung sprechen, die normalerweise am 3. bis 6. Tag nach der Operation erfolgt. In Bezug auf Endometriose erhalten Sie nun Informationen über die Ergebnisse der Operation in Bezug auf Ihre Fortpflanzungsfähigkeit sowie Darm- und Blasenfunktionen und gegebenenfalls die

Harnleiterfunktion. Je nach Ausmaß der Operation werden Sie bereits am OP-Tag mobilisiert, was Ihre Rekonvaleszenz entscheidend positiv beeinflusst.

Nach einem erfolgreichen Darmfunktionstest (Stuhlgang) innerhalb von 3 Tagen und normalen Laborergebnissen hinsichtlich Entzündungen können Sie aus dem Krankenhaus entlassen werden.

In der modernen Medizin gibt es keine strikten Verbote oder Schonungsregeln mehr für die Erholungsphase nach der Operation. Gemäßigte, individuell angepasste Bewegung und eine ausgewogene Ernährung sind von großer Bedeutung.

Die Thromboseprophylaxe sollte auch nach dem Krankenhausaufenthalt fortgesetzt werden, und regelmäßige Nachuntersuchungen bei Ihrem niedergelassenen Arzt sind unerlässlich.

Die moderne postoperative Phase zeichnet sich durch aktive Vermeidung von Komplikationen aus, welche in frühe und späte unterteilt werden. Sobald sie ausgeschlossen sind und eine angemessene Erholungsphase gewährleistet ist, kann die Wundheilung zu Hause erfolgen. Die Operationswunde nach einer Endometriose-Operation heilt normalerweise nach etwa 6-8 Wochen ab.

Die Arbeitsfähigkeit kann oft zwischen dem siebten und 14. postoperativen Tag wiederhergestellt werden, obwohl dies individuell variieren kann. Daher ist die Nachuntersuchung bei Ihrem behandelnden Arzt oder Ihrer Ärztin von entscheidender Bedeutung, insbesondere um Antworten auf Ihre sozialen und individuellen medizinischen Fragen zu erhalten.

Der postoperative Behandlungsplan für Endometriose unterscheidet grundsätzlich zwischen zwei Fällen: Patientinnen, die eine Schwangerschaft anstreben, und solchen ohne aktuellen Kinderwunsch. Bei Patientinnen mit ausgeprägter Endometriose, die eine Schwangerschaft anstreben, werden sie unmittelbar nach der Operation mit GnRH-Analoga auf die Follikelstimulation und die Behandlung durch die Reproduktionsmediziner vorbereitet.

Patientinnen mit milder oder geringgradiger Endometriose können nach dem Eingriff oft eine spontane Schwangerschaft anstreben.

Bei Patientinnen ohne Kinderwunsch liegt der Fokus einerseits auf der Reduzierung der Wahrscheinlichkeit von Rückfällen und andererseits auf der Erhaltung der Organfunktion, insbesondere bei Darm- oder Harnwegsproblemen. Oft bleibt die Gebärmutter als Manifestationsort der Endometriose erhalten, was zu schmerzhaften Menstruationen führen kann. Diese sollten im individuellen Therapieplan Berücksichtigung finden.

Die wichtigste Maßnahme besteht darin, schmerzhafte Menstruationen zu verhindern. Hier haben sich gestagenhaltige Präparate im sogenannten Langzyklus, ohne Menstruationspause, bewährt.

Das Hauptziel der Endometriose-Operation besteht darin, alle Endometriose-Herde radikal zu entfernen, während gleichzeitig die betroffenen Organe und ihre Funktionen so weit wie möglich geschont werden. Es ist wichtig, zwischen zwei grundlegenden Systemen zu unterscheiden: dem funktionellen System des Körpers, zu dem Darm, Harnwege, Peritoneum (Bauchfell) und die gesamte

Nervenversorgung gehören, und dem Fortpflanzungssystem. Letzteres hat zwar keinen unmittelbaren Einfluss auf lebenswichtige Funktionen des Körpers, aber seine Auswirkungen werden oft erst nach der Operation spürbar.

Die Reproduktionsorgane wie Eileiter, Eierstöcke und Gebärmutter stehen im Mittelpunkt des Interesses. Die Rekonstruktion der Eileiter oder Stent-Einsätze sind anspruchsvoll und erfordern viel Erfahrung des Chirurgen. Diese Strukturen sind so winzig, dass sie selbst bei minimalinvasiven Operationen mit einer 7- bis 10-fachen Vergrößerungsoptik schwer erkennbar sind

. Die operative Präparationstechnik muss äußerst schonend und fein sein, begleitet von einer exzellenten Sicht auf das Operationsfeld und der Kombination verschiedener Operationstechniken, möglicherweise in einer interdisziplinären Zusammenarbeit.

Es ist wichtig zu verstehen, warum Endometriose-Operationen so individuelle und nicht miteinander vergleichbare Ergebnisse liefern können. Daher betonen wir die Bedeutung einer detaillierten präoperativen Diagnose und Zielsetzung in Zusammenarbeit mit Ihrem behandelnden Gynäkologen.

Dadurch können individuelle Ziele, Ergebnisse und mögliche Folgen bereits im Vorfeld definiert werden, um Enttäuschungen zu vermeiden.

Ich habe mich bemüht, das Thema hier in einer Übersicht zusammenzufassen. Dabei ist die folgende Formel für die Jackentasche entstanden:

Endometrioseformel für klinische operative Sanierung:

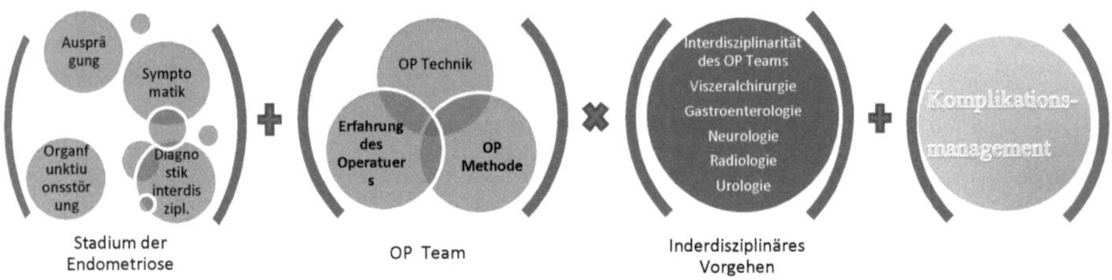

Faktoren des Op Erfolgs einer komplikationsfreien Endometriose OP

Abb. 8

Schematische Darstellung der erfolgsbestimmenenden Faktoren eines operativen Eingriffes.

Nein, es soll Sie nicht verwirren oder entmutigen. Es soll Ihnen die Komplexität der Einflussfaktoren für den Op Erfolgt vor Augen führen.

Ganzheitliche Strategie bei der Bewältigung von Endometriose

Die Behandlung von Endometriose stellt sowohl Therapeuten als auch

Patientinnen aufgrund ihrer Komplexität vor enorme Herausforderungen. Es ist kein Wunder, dass ganzheitliche Therapieansätze einen wichtigen Platz in der Therapie einnehmen. Da es keine klaren pathophysiologischen Erkrankungsursachen gibt, suchen wir seit Menschengedenken nach allgemeinen Mustern im gesamten menschlichen Dasein. Ein Schlüsselziel ist die Reduzierung der negativen Einflüsse, um das Wohlbefinden zu fördern. Diese allgemeine Strategie zur Beeinflussung des Wohlbefindens bietet eine Möglichkeit, die Auswirkungen auf Betroffene zu mildern. Sie berücksichtigt nicht nur die körperlichen Symptome, sondern auch die psychischen, sozialen und emotionalen Aspekte der Krankheit. Ein genauerer Blick auf die ganzheitliche Medizin ist daher sinnvoll, um zu überprüfen, welche integrative Rolle sie bei der Bewältigung der Folgen von Endometriose spielen kann.

Die ganzheitliche Medizin betrachtet den Menschen als ein komplexes System aus Körper, Geist und Seele. Sie erkennt an, dass physische Beschwerden oft mit emotionalen und psychischen Faktoren verbunden sein können. Bei Endometriose und anderen chronischen Erkrankungen kann chronischer Schmerz, soziale Isolation und der Verlust der Lebensqualität zu Angstzuständen, Depressionen und Stress führen. Ein ganzheitlicher Ansatz zielt darauf ab, diese Zusammenhänge zu erkennen und in die Behandlungsstrategie zu integrieren. Durch die Integration von psychologischer Unterstützung, sozialer Betreuung und Stressmanagement in die Behandlung können Patientinnen ganzheitlich unterstützt werden, um nicht nur ihre körperlichen Symptome, sondern auch ihre psychische Gesundheit und Lebensqualität zu verbessern. Ein tiefgreifendes Verständnis der Wechselwirkungen zwischen Körper, Geist und Seele ist entscheidend, um Endometriose effektiv zu behandeln und den Patientinnen ganzheitlich zu helfen.

Gibt es Ernährungsempfehlungen bei Endometriose?

Die Ernährung spielt durchaus eine gewisse Rolle in der Endometriosetherapie, da sie potenziell Einfluss auf die Symptome und den Verlauf der Erkrankung haben kann. Die Ausprägung des entzündlichen Charakters der Endometriose, kann allerdings in einem sehr beschränkten Maß positiv, aber auch in einem Umfang auch negativ beeinflusst werden.

Obwohl es keine spezifische Diät gibt, die Endometriose heilen kann, gibt es einige Ernährungsansätze, die zur Therapieergänzung empfohlen werden können:
Mediterrane Küche oder japanisch / asiatisch orientierte oder so genannte entzündungshemmende Ernährung gilt in der Studienlandschaft als die günstigste Ernährungsart für den Menschen. Eine Ernährung, die reich an Lebensmitteln ist, wie beispielsweise Obst, Gemüse, Fisch (insbesondere fettreiche Sorten wie Lachs), Nüsse, Samen und gesunde Fette (z. B. Olivenöl), tragen in geringem Ausmaß dazu bei die entzündlichen Prozesse im Körper zu reduzieren, oder besser gesagt eher diese nicht zu verstärken.

Einige Lebensmittel können Entzündungen im Körper fördern, darunter Übermaß an gesättigten Fetten, sog. Trans-Fetten, Zucker und raffinierten Kohlenhydraten. Das Begrenzen dieser Lebensmittel in der Ernährung könnte dazu beitragen, Entzündungen zu reduzieren.

Gluten und Milchprodukte: Einige Frauen mit Endometriose berichten von einer Linderung ihrer Symptome, wenn sie glutenhaltige Lebensmittel (wie Weizen) und Milchprodukte (insbesondere Kuhmilch) meiden. Es wird angenommen, dass diese Lebensmittel bei manchen Menschen entzündliche Reaktionen auslösen könnten. Wahrscheinlich basiert dieser Effekt eher auf der Laktoseintoleranz: Viele Erwachsene weltweit haben Schwierigkeiten, Laktose zu verdauen. Also den in Milchprodukten enthaltenen Zucker zu spalten. Dies kann zu Magen-Darm-Beschwerden wie Blähungen, Bauchschmerzen und Durchfall führen. Wahrscheinlich spielen auch hier die eigene genetische Ausstattung, Konstitution und Mengen die entscheidenden Rollen.

Ein negativer Einfluss der Milch besteht ohne Zweifel in der Kalorienzahl und dem Milchfett:
Milchprodukte wie Vollmilch und Käse können relativ hohe Mengen an Kalorien und gesättigten Fetten enthalten. Ein übermäßiger Konsum solcher Produkte kann zu Gewichtszunahme und einem erhöhten Risiko für Herz-Kreislauf-Erkrankungen führen.

Hormone wie Prolaktin, Östrogen, Progesteron, Somatotropin oder das Insulin-like Growth Factor 1 (IGF-1) werden in kaum nachweisbaren Mengen natürlich auch in der Kuhmilch nachgewiesen. Alle diese Proteine werden jedoch bei der Verdauung zerstört, so dass von einer unerwünschten wirksamen hormonellen Nebenwirkung nicht ausgegangen werden kann.
Ob Erwachsene ohne Not auf artfremde Säuglingsnahrung zurückgreifen sollen ist ohnehin, auch ohne Endometriose, Gegenstand vieler kontroverser Diskussionen. Wirklich nötig ist sie nicht.

Definitiv empfehlenswert für die Darmfunktion ist jedoch eine ballaststoffreiche Ernährung: Eine ballaststoffreiche Ernährung, die viele Vollkornprodukte, Obst, Gemüse und Hülsenfrüchte enthält, könnte die Verdauung unterstützen und Verstopfung reduzieren, was für manche Frauen mit Endometriose von Vorteil sein könnte. Der Mensch gilt zoologisch zu den Omnivoren. Auch als Allesfresser bezeichnet. Der Mensch ist ein Lebewesen, das sich von einer breiten Palette von Nahrungsmitteln ernähren kann, sowohl tierischen als auch pflanzlichen Ursprungs. Im Gegensatz zu Spezialisten, die sich ausschließlich auf eine bestimmte Art von Nahrung spezialisiert haben, haben Omnivoren die Fähigkeit, verschiedene Arten von Nahrung zu verdauen und zu verwerten.

Menschen sind ein gutes Beispiel für Omnivoren. Wir können sowohl Fleisch als auch pflanzliche Lebensmittel essen und sie entsprechend in unserer Ernährung verwenden. Andere Tiere, die als Omnivoren gelten, sind beispielsweise Bären, Schweine, Ratten und viele Vogelarten. Die Fähigkeit, verschiedene Nahrungsquellen zu nutzen, ermöglicht es diesen Tieren, sich an unterschiedliche Umgebungen anzupassen und eine vielfältige Ernährungsweise aufrechtzuerhalten.
Der evolutionäre Erfolg des Menschen basiert zum großen Teil auf dieser Tatsache. Nämlich auf der menschlichen Flexibilität der Ernährung und seiner physischen Leistung und Ausdauer, die natürlich mit der Verdauung zusammenhängt. Durch die Auslagerung der Vorverdauung durch die Beherrschung des Feuers, konnte der Mensch ein Vielfaches der benötigten Energie in verhältnismäßig kurzen Zeit dem Bewegungsapparat und dem großen „Energiefresser“ unserem Gehirn, zur Verfügung stellen. Ein spezifisches empfindliches Mikrobiom war hierfür unerlässlich. Die Aufrechterhaltung dieses Gleichgewichts erscheint wichtig für ein gesundes Leben. Und dieses Wissen in alle individuellen Diätempfehlungen.

Nicht unerwähnt lassen möchte ich an dieser Stelle auch die Omega-3-Fettsäuren, die in Fischöl und bestimmten Pflanzenölen vorkommen. Diese haben durchaus entzündungshemmende Eigenschaften. Einige Studien legen nahe, dass Omega-3-Fettsäuren bei Frauen mit Endometriose Schmerzen und Entzündungen in geringen Maße positiv beeinflussen konnten.

Es ist wichtig zu betonen, dass Ernährung eine individuelle Angelegenheit ist und nur im Zusammenhang mit dem individuellen gesamten Stoffwechselumsatz, auch der körperlichen Aktivität, dem BMI Wert und Begleiterkrankungen gesehen werden muss. Eine ausgewogene Ernährung kann zwar dazu beitragen, das Wohlbefinden zu steigern und dadurch auch geringe Symptome zu lindern. Dies kann jedoch bei weitem nicht monothematisch und als Ersatz und für andere medizinische Behandlungen betrachtet werden.

Andererseits führt Endometriose mittel bis langfristig auch über die verminderte körperliche Aktivität zu ungünstigen Auswirkungen auf die Zusammensetzung des Körpers und des BMI Wertes. So dass ein Nachdenken über eine positive Ernährungsanpassung jeder Endometriosepatientinnen empfohlen werden muss.

Was erreiche ich mit Sport und anderen körperlichen Aktivitäten?

Der Mensch betreibt Sport aus verschiedenen Gründen, die sowohl physische als auch psychische Vorteile bieten können. Hier sind einige der wichtigsten Gründe:

1. Sportliche Betätigung trägt zur Aufrechterhaltung der körperlichen

Gesundheit bei. Regelmäßiges Training kann das Herz-Kreislauf-System stärken, den Blutdruck regulieren, das Immunsystem stärken und das Risiko für viele chronische Krankheiten wie Diabetes, Herzkrankheiten und Fettleibigkeit verringern.

2. Sportliche Aktivitäten setzen Endorphine frei, die als "Glückshormone" bekannt sind. Diese Hormone können dazu beitragen, Stress abzubauen, die Stimmung zu verbessern und Symptome von Angst und Depression zu reduzieren. Sport kann somit das allgemeine psychische Wohlbefinden fördern.

3. Sportliche Betätigung kann dabei helfen, ein gesundes Gewicht zu halten oder abzunehmen. Durch körperliche Aktivität werden Kalorien verbrannt, was dazu beiträgt, einen gesunden Körpermasseindex (BMI) aufrechtzuerhalten.

4. Sport bietet die Möglichkeit, soziale Kontakte zu knüpfen und in Gemeinschaften aktiv zu werden. Mannschaftssportarten, Fitnesskurse oder gemeinsame Aktivitäten im Freien ermöglichen es den Menschen, sich mit Gleichgesinnten zu verbinden und ein Gefühl der Zugehörigkeit zu entwickeln.

5. Sportliche Leistung verbessert die körperliche Fitness, einschließlich Ausdauer, Kraft, Schnelligkeit und Beweglichkeit. Menschen können sich persönliche Ziele setzen und durch Training ihre sportlichen Fähigkeiten steigern.
6. Sportliche Aktivitäten stellen oft Herausforderungen dar, die Überwindung erfordern. Das Erreichen von Zielen im Sport kann das Selbstvertrauen und das Selbstwertgefühl stärken, da es ein Gefühl der Leistung und des Fortschritts vermittelt.

7. Regelmäßige Bewegung kann das Risiko von bestimmten Gesundheitsproblemen verringern, darunter Osteoporose (durch Stärkung der Knochen), Herzkrankheiten und Gelenkerkrankungen (durch Stärkung der Muskulatur um die Gelenke herum).

Aus evolutionärer Perspektive entwickelte sich Sport zum Ersatz ursprünglicher (steinzeitlicher) Aktivität für die der Mensch über Jahrtausende angepasst wurde.

In der frühen Menschheitsgeschichte war körperliche Fitness und Ausdauer entscheidend für die Jagd. Die Fähigkeit, lange Strecken zu laufen oder sich schnell zu bewegen, um Tiere zu verfolgen oder zu entkommen, könnte einen klaren Überlebensvorteil geboten haben.
Darüber hinaus haben sportliche Aktivitäten dazu beigetragen, soziale Bindungen in Gruppen zu stärken. Gemeinsame sportliche Aktivitäten können den Zusammenhalt in einer Gemeinschaft fördern, das Vertrauen untereinander stärken und die Kommunikation verbessern.
Die körperliche Fitness, die durch sportliche Aktivitäten gefördert wird, kann ein Indikator für Gesundheit und Fortpflanzungsfähigkeit sein. Partnerwahl basierend auf körperlicher Fitness könnte dazu beigetragen haben, genetisch robustere Nachkommen zu produzieren.
Sportliche Aktivitäten können dazu beigetragen haben, mit stressigen Situationen umzugehen. In der Umwelt der Frühmenschen gab es sicherlich stressige Momente, sei es durch Raubtiere oder andere Gefahren. Sportliche Aktivitäten könnten dazu beigetragen haben, den Körper zu stärken und die Fähigkeit zur Stressbewältigung zu verbessern.

In Zeiten, in denen Nahrung unregelmäßig zur Verfügung stand, halfen sportliche Aktivitäten dabei, überschüssige Energie zu verbrennen und

den Energiehaushalt des Körpers zu regulieren.
Als Endometriosepatientin haben Sie eine große Baustelle. Bitte vermeiden Sie so lange es geht weitere, die Sie selbst vermeiden können. Wenn Endometriose auch aus Zivilisationserkrankung gilt, dann hat es zum Teil auch mit der zivilisatorisch bedingten abnehmenden körperlichen Aktivität zu tun.
Natürlich wollen wir, dass gerade Sie als Endometriosepatientin eine gute Verteilung von Körperfett, Wasser und Muskelmasse anstreben. Das kann helfen, den Gesundheitszustand einer Person zu überwachen. Ein zu hoher Körperfettanteil kann auf ein erhöhtes Risiko für Fettleibigkeit und damit verbundene Gesundheitsprobleme wie Diabetes, Herzkrankheiten und Gelenkprobleme hinweisen.
Sportler und Fitness-Enthusiasten nutzen diese Messungen, um die Effektivität ihres Trainings und ihrer Ernährung zu bewerten. Eine Zunahme von Muskelmasse und eine Verringerung des Körperfettanteils können darauf hinweisen, dass das Training erfolgreich ist. Das kann wiederum sehr motivierend wirken. Zumal eine gesunde Körperzusammensetzung zu einem besseren Stoffwechsel, einer verbesserten Körperhaltung und einem gesteigerten Selbstwertgefühl beitragen kann.
Sport dient Ihnen auch als Verletzungsprävention. Eine ausgewogene regelmäßige Aktivität kann dazu beitragen, das Verletzungsrisiko zu verringern. Gut entwickelte Muskeln können Gelenke und Knochen besser stabilisieren, was das Risiko von Verletzungen reduzieren kann.
Da jeder Mensch einzigartig ist, und die ideale Körperzusammensetzung von Person zu Person variieren kann, kann man durch effektive Trainingsmethoden individuelle gezieltere Ziele setzen und damit individuell angepasste Trainings- und Ernährungspläne erstellen. Lösen Sie sich von Vergleichen und Standards. Setzen Sie eigene.
Sichtbare Fortschritte können die Anstrengungen bestätigen und die

Motivation aufrechterhalten.
Welche Sportart Sie nun bevorzugen, bleibt Ihnen überlassen. Dennoch sollten Sie längerfristige Aktivitäten von 30-40 min, die Ihren Herz-Kreislauf fordern, nicht überlasten und regelmäßig ausgeübt werden können, weil Sie Ihnen Spaß bereiten, bevorzugt werden.
Joggen, Radfahren oder Schwimmen zählen zu den Klassikern. Schwimmen ist eine gelenkschonende Aktivität, die den gesamten Körper trainiert. Das Wasser kann Schmerzen lindern und gleichzeitig die Muskeln stärken.
Fahrradfahren ist eine ausgezeichnete Möglichkeit, die Herz-Kreislauf-Gesundheit zu verbessern und die Beinmuskulatur zu stärken, ohne den Bauchraum stark zu beanspruchen.
Sind Sie schmerzfrei, so ist auch ein Lauftraining möglich und angezeigt.

Bei der Auswahl eines geeigneten Sports für Frauen mit Endometriose ist es zudem wichtig, Aktivitäten zu wählen, die keine übermäßige Belastung oder Schmerzen verursachen und gleichzeitig die Gesundheit und das Wohlbefinden unterstützen. Hier sind weitere Sportarten, die für Endometriosepatientinnen in Betracht gezogen werden könnten:

Yoga ist bekannt für seine entspannende und sanfte Natur. Es kann dabei helfen, Stress abzubauen, die Flexibilität zu verbessern und die Durchblutung zu fördern, ohne die Bauchmuskeln übermäßig zu belasten.

Pilates konzentriert sich auf Körperkernstärkung, Flexibilität und Körperhaltung. Es kann helfen, die Muskulatur rund um den Beckenbereich zu stärken, ohne übermäßige Belastung auszuüben.
Gehen ist eine einfache und dennoch effektive Möglichkeit, in

Bewegung zu bleiben. Es ist eine niedrigbelastende Aktivität, die helfen kann, die allgemeine Gesundheit zu verbessern.
Aerobic-Übungen mit geringer Intensität, die den Körper nicht übermäßig beanspruchen, können hilfreich sein, um die Ausdauer zu steigern.
Das Durchführen von sanften Dehnungsübungen kann helfen, die Muskeln zu entspannen, die Flexibilität zu erhöhen und Verspannungen zu lösen.
Tai-Chi ist eine chinesische Kampfkunst, die langsame, fließende Bewegungen beinhaltet. Es kann dazu beitragen, das Gleichgewicht zu verbessern, Stress abzubauen und die Muskeln zu stärken.
Bei der Wahl einer Sportart ist es wichtig, auf den eigenen Körper zu hören und auf Anzeichen von Schmerzen oder Unwohlsein zu achten. Anleitung in einem Fitnessstudio oder Physiotherapie sowie die Übertragung der Aktivität zu Gewohnheit, nicht die Geschwindigkeit, stellen die idealen Parameter zu beginn. Holen Sie sich Unterstützung und Motivation von Profis. Sicher eine sinnvolle langfristige Investition in Ihr Befinden.

Komplementärmedizin, Naturheilverfahren im Algorithmus

Während Ihrer Rekonvaleszenzphase ist es wichtig, sich zu fragen, wie Sie mit der Situation umgehen, welche Auswirkungen sie auf Sie hat, wie sich Ihre Lebensziele entwickeln und was Ihnen im Leben wichtig ist.

Die ganzheitliche Medizin integriert psychologische Unterstützung als zentralen Bestandteil der Behandlung, da chronische Erkrankungen das Selbstbewusstsein und die psychische Gesundheit beeinträchtigen können. Ein ganzheitlicher Ansatz umfasst Gesprächstherapie, Achtsamkeitsübungen und Stressbewältigungstechniken, um den emotionalen Aspekten der Erkrankung gerecht zu werden. Nutzen Sie dieses Angebot, sofern möglich.

Ein weiterer bedeutender Aspekt der ganzheitlichen Medizin ist die Integration von Naturheilkunde und alternativen Therapien wie Akupunktur, Homöopathie und Kräutermedizin. Diese können dazu beitragen, das Selbstbewusstsein und das Wohlbefinden wiederherzustellen sowie die Selbstheilungskräfte zu aktivieren. Sie können in Kombination mit konventionellen medizinischen Behandlungen eingesetzt werden.

Ein zentraler Grundsatz der ganzheitlichen Medizin ist die Förderung des Patientenempowerments. Betroffene werden ermutigt, aktiv an ihrer Behandlung teilzunehmen und Entscheidungen zu treffen, die zu ihrem Wohlbefinden beitragen. Dies fördert die Bildung und informierte Entscheidungsfindung, was dazu beitragen kann, die Kontrolle über die eigene Gesundheit zurückzugewinnen. Derzeit befinden Sie sich gerade im Prozess des Patientenempowerments und legen die Grundlagen für eine umfassende Einbeziehung in alle Gesundheitsentscheidungen.

Die ganzheitliche Medizin betont die untrennbare Verbindung von Emotionen, Gedanken und körperlichem Zustand. Studien haben gezeigt, dass chronischer Stress und negative Emotionen das Immunsystem beeinträchtigen und Entzündungen im Körper fördern können. Daher ist es wichtig, Ansätze zu nutzen, die darauf abzielen, die emotionale Gesundheit zu verbessern, besonders bei der Behandlung von

Endometriose und ähnlichen Erkrankungen.

Ernährung spielt eine bedeutende Rolle bei chronischen Erkrankungen. Die ganzheitliche Medizin empfiehlt eine ausgewogene, entzündungshemmende Ernährung, die reich an Antioxidantien, Omega-3-Fettsäuren und Ballaststoffen ist. Diese Nährstoffe können helfen, Entzündungen zu reduzieren und das Immunsystem zu stärken. Spezifische Empfehlungen können individuell angepasst werden, um die Bedürfnisse des Einzelnen zu berücksichtigen.

Körperliche Aktivität ist nicht nur gut für die körperliche Gesundheit, sondern auch für den Geist. Die ganzheitliche Medizin empfiehlt regelmäßige Bewegung, um den Energiefluss im Körper zu verbessern und Stress abzubauen. Yoga, Tai-Chi und Meditation werden oft empfohlen, um die Körper-Geist-Verbindung zu stärken und das allgemeine Wohlbefinden zu fördern.

Naturheilmittel wie Kräuter, ätherische Öle und pflanzliche Ergänzungsmittel spielen eine wichtige Rolle in der ganzheitlichen Medizin. Bestimmte Kräuter besitzen entzündungshemmende Eigenschaften und können dazu beitragen, Schmerzen zu lindern und das Immunsystem zu unterstützen. Es ist jedoch wichtig, diese Mittel unter fachkundiger Anleitung zu verwenden, um Wechselwirkungen oder unerwünschte Effekte zu vermeiden.

Ein zentraler Punkt in der ganzheitlichen Medizin ist die Betonung von Selbstfürsorge und Selbstbewusstsein. Menschen mit chronischen Erkrankungen vernachlässigen oft ihre eigenen Bedürfnisse. Die ganzheitliche Medizin ermutigt dazu, auf die eigenen Bedürfnisse zu achten, Stressmanagement-Techniken zu erlernen und gesunde Grenzen zu setzen.

Es ist wichtig zu betonen, dass die ganzheitliche Medizin keine Alternative zur konventionellen medizinischen Behandlung sein sollte, sondern vielmehr als Ergänzung dienen kann. Integrierte Ansätze, bei denen Schulmedizin und ganzheitliche Medizin kombiniert werden, können die bestmögliche Betreuung für Patientinnen mit Endometriose und anderen chronischen Erkrankungen gewährleisten.

Die ganzheitliche Medizin betrachtet den Menschen als ein Gesamtkonstrukt aus Körper, Geist und Seele. Sie geht davon aus, dass alle Aspekte miteinander verbunden sind und sich gegenseitig beeinflussen. Im Fall von Endometriose kann die ganzheitliche Medizin eine Brücke zwischen konventionellen medizinischen Ansätzen und alternativen Heilmethoden schlagen.

Die ganzheitliche Medizin bietet eine umfassende Herangehensweise an die Behandlung zur Linderung der Folgen von Endometriose. Indem sie körperliche, emotionale und soziale Faktoren berücksichtigt, kann sie dazu beitragen, nicht nur Symptome zu beseitigen, sondern auch die Lebensqualität der Betroffenen zu verbessern. Die Integration von Ernährung, Lebensstil, psychologischer Unterstützung, Naturheilkunde und Patientenempowerment ermöglicht einen ganzheitlichen Ansatz, der individuelle Bedürfnisse und Herausforderungen in den Vordergrund stellt. Die Attraktivität dieser Perspektive liegt darin: Sie stehen im Mittelpunkt, nicht die Erkrankung.

Leben mit Endometriose

Lebensweise, Denken, Bauch und Psyche

Endometriose ist eine chronische Erkrankung. Diese abnormale Gewebebildung kann zu starken Schmerzen während der Menstruation, Schmerzen beim Geschlechtsverkehr, unregelmäßigen Blutungen und möglicherweise auch Unfruchtbarkeit. Da die Auswirkungen der Endometriose vielfältig sind, betrifft sie auch verschiedene Aspekte des Lebensstils, Denkens, des Magen-Darm-Trakts und der Psyche der Betroffenen.

Aufgrund der Schmerzen und der Unvorhersehbarkeit der Symptome können Frauen mit Endometriose Einschränkungen in ihrer Lebensweise erleben. Sie könnten ihre Aktivitäten aufgrund von Schmerzen und Unwohlsein anpassen müssen. Regelmäßige Bewegung kann helfen, Schmerzen zu lindern, aber es kann schwierig sein, diese Aktivitäten aufrechtzuerhalten, wenn die Symptome stark sind. Regelmäßige Schmerzmitteleinahme wird regelhaft von den Betroffenen vermieden, was einen Stressfaktor zusätzlich schaffen kann. Soziale Kontakte, berufliches Engagement und die Förderung eigener Talente kann erheblich unter den Auswirkungen leiden.
Deshalb sind zeitnahe professionelle Hilfe und eine Strategie für die Betroffenen sehr wichtig. Die Einbeziehung der nächsten Angehörigen in den Prozess der Therapie erscheint ebenfalls sehr sinnvoll und sollte eher von Ermutigung und Hilfe, weniger von Mitleid und Bedauern geprägt sein. Eine gesunde Ernährung, körperliche Aktivität und Stressmanagement können ebenfalls unterstützend sein.

Die ständigen Schmerzen und die Unsicherheit über Symptome können das Denken und die geistige Gesundheit beeinflussen. Menschen mit Endometriose könnten sich Sorgen um ihre Gesundheit, ihre Zukunft und ihre Fähigkeit, ein normales Leben zu führen, machen. Die Anpassung an die Krankheit und die damit verbundenen Unsicherheiten erfordert oft eine gewisse psychische Belastbarkeit. Eine Therapie sollte diesen Aspekt nicht unbeachtet lassen. Die Normalisierung der Lebensumstände und eine positive Bewertung sollten immer als Ziel definiert werden.
Endometriose kann auch den Magen-Darm-Trakt betreffen, insbesondere wenn die abnormen Gewebe in der Nähe des Darms wachsen. Dies kann zu Bauchschmerzen, Verdauungsstörungen, Blähungen, Verstopfung oder Durchfall führen. Einige Betroffene berichten von Schwierigkeiten bei der Verdauung von bestimmten Nahrungsmitteln oder von einer erhöhten Empfindlichkeit gegenüber bestimmten Lebensmitteln.

Die chronischen Schmerzen und die Unsicherheit über die Symptome können zu psychischem Stress, Angstzuständen und Depressionen führen. Der Einfluss auf die Lebensqualität und die mögliche Beeinträchtigung der Fruchtbarkeit können emotional belastend sein. Es ist wichtig, Unterstützung von medizinischen Fachleuten sowie von psychologischen und sozialen Unterstützungsnetzwerken in Anspruch zu nehmen, um mit diesen psychischen Belastungen umzugehen.

Neue Medien, Apps. Wo liegen Vorteile? Welche Gefahren drohen?

Endometriose ist zwar eine Herausforderung, aber können die neuen Medien uns hier einen Vorteil bieten? Es gibt es heutzutage eine Vielzahl von neuen Medien und Apps, die speziell dafür entwickelt wurden, Frauen mit Endometriose zu unterstützen. Wir wollen einen Blick auf die Vorteile dieser digitalen Hilfsmittel werfen und auch potenzielle Gefahren aufzeigen.

Vorteile der Endometriose-Apps:

1. Informationsquelle: Endometriose-Apps bieten umfassende Informationen zur Erkrankung, ihren Symptomen und Behandlungsmöglichkeiten. Sie können als praktisches Nachschlagewerk dienen, um mehr über die Krankheit zu erfahren und sich besser damit auseinanderzusetzen.

2. Über die Apps können Netzwerke, Kontaktdaten und Orte mit besonderen passenden Angeboten gefunden werden.

3. Zyklus-Tracking: Viele Apps ermöglichen es Frauen, ihren Menstruationszyklus genau zu verfolgen. Dies ist besonders hilfreich bei Endometriose, da es oft unregelmäßige Perioden gibt. Mit der App können Sie Ihren Zyklus besser im Auge behalten und mögliche Muster erkennen. Vor allem hilft es bei der Planung des Alltags und ggf. unterstützt es eine medikamentöse Therapie.

4. Schmerzbewältigung: Einige Apps bieten Techniken zur Schmerzbewältigung an, wie zum Beispiel Entspannungsübungen oder Atemtechniken. Diese können helfen, den Schmerz zu lindern und das

Wohlbefinden während der schmerzhaften Phasen der Endometriose zu verbessern.

Potenzielle Gefahren:

1. Datenschutz: Bei der Nutzung von Endometriose-Apps ist es wichtig, den Datenschutz im Auge zu behalten. Stellen Sie sicher, dass Ihre persönlichen Daten sicher und geschützt sind. Schauen Sie sich das Sicherheitskonzept der App an.

2. Fehlinformationen: Nicht alle Apps bieten korrekte und zuverlässige Informationen. Seien Sie vorsichtig und überprüfen Sie die Quellen, um sicherzustellen, dass Sie sich auf vertrauenswürdige Informationen stützen.

3. Überrelianz auf Apps: Obwohl Endometriose-Apps nützlich sein können, sollten sie nicht als Ersatz für medizinische Beratung dienen. Konsultieren Sie immer einen Facharzt, um eine genaue Diagnose und Behandlungspläne zu erhalten.

Tagebuch. Bedeutung, Gestaltung und Umsetzung

Das Tagebuch einer Patientin kann eine bedeutende Rolle bei der Bewältigung von Krankheit und Genesung spielen. Die Gestaltung und Umsetzung eines solchen Tagebuchs sollten sorgfältig durchdacht werden, um den bestmöglichen Nutzen für die Patientin zu gewährleisten.

Ein Tagebuch ermöglicht es der Patientin, ihre Gedanken, Gefühle und Erfahrungen aufzuschreiben und somit einen persönlichen Rückzugsort zu schaffen. Es kann helfen, Emotionen zu verarbeiten, Ängste zu bewältigen und den eigenen Fortschritt im Heilungsprozess zu dokumentieren.

Die Gestaltung des Tagebuchs sollte den individuellen Bedürfnissen der Patientin angepasst sein. Es können beispielsweise verschiedene Bereiche wie Symptome, Medikation, Arztbesuche oder auch persönliche Ziele und Fortschritte festgehalten werden. Die Wahl des Mediums - sei es ein traditionelles Buch oder eine digitale Plattform - liegt dabei ganz bei der Patientin.

Die Umsetzung des Tagebuchs erfordert Disziplin und Kontinuität. Regelmäßiges Schreiben ermöglicht es der Patientin, ihre Gedanken und Gefühle besser zu reflektieren und einen umfassenden Überblick über ihren Gesundheitszustand zu erhalten. Das Tagebuch kann auch als Kommunikationsmittel dienen, indem es der Patientin hilft, ihre Erfahrungen mit medizinischem Fachpersonal oder anderen Betroffenen auszutauschen.

Insgesamt ist das Tagebuch einer Patientin ein wertvolles Instrument zur Selbstreflexion und Unterstützung während des Genesungsprozesses. Die Bedeutung liegt darin, dass es der Patientin ermöglicht, ihre eigene Geschichte zu erzählen und sich aktiv mit ihrer Gesundheit auseinanderzusetzen. Die Gestaltung und Umsetzung sollten daher mit Bedacht gewählt werden, um den größtmöglichen Nutzen daraus zu ziehen.

Checklisten

Vor dem Arzttermin

- Liste der aktuellen Symptome erstellen
- Aufzeichnungen über Menstruationszyklen und Schmerzen führen
- Fragen vorbereiten, um den Arzt nach Diagnose, Behandlungsoptionen und Lebensstiländerungen zu fragen

Ernährung und Lebensstil:

- Eine ausgewogene Ernährung mit viel Obst, Gemüse, Vollkornprodukten und magerem Eiweiß beibehalten
- Alkohol, Koffein und verarbeitete Lebensmittel in Maßen konsumieren
- Ausreichend Wasser trinken, um den Körper hydratisiert zu halten
- Regelmäßige Bewegung und leichte bis moderate körperliche Aktivität, um die Durchblutung zu fördern
- Entspannungstechniken wie Yoga, Meditation oder Atemübungen zur Stressbewältigung ausprobieren

Medizinische Versorgung:

- Regelmäßige Arztbesuche und Überwachung des Zustands
- Behandlungspläne und Medikationen gemäß den Anweisungen des Arztes einhalten
- Informationen über alternative oder ergänzende Therapien von vertrauenswürdigen Quellen sammeln und mit dem Arzt besprechen

Schmerzmanagement:

- Wärmetherapie (Wärmflasche, warmes Bad) zur Linderung von Schmerzen verwenden
- Entzündungshemmende Medikamente oder verschriebene

Schmerzmittel gemäß den Anweisungen des Arztes einnehmen

Unterstützung suchen:
- Austausch mit anderen Frauen in Endometriose-Unterstützungsgruppen oder Online-Foren
- Freunden und Familie von der Erkrankung erzählen, um Verständnis und Unterstützung zu erhalten

Fertilität und Familienplanung:
- Fruchtbarkeitsgespräche mit dem Arzt führen, wenn eine Schwangerschaft geplant ist oder Schwierigkeiten auftreten
- Über Möglichkeiten zur Erhaltung der Fruchtbarkeit sprechen, falls eine Operation notwendig ist

Selbstfürsorge:
- Regelmäßige Ruhepausen einplanen und genügend Schlaf bekommen
- Hobbys und Aktivitäten pflegen, die Freude bereiten
- Sich selbst erlauben, Pausen einzulegen und Grenzen zu setzen, um Überlastung zu vermeiden

Weitere Checkliste für Endometriose-Patientinnen:

Vorbereitung des Arzttermins:
1. Sammle deine medizinische Vorgeschichte, vorherige Diagnosen, Operationen und Behandlungen.
2. Schreibe deine Symptome sowie ihre Intensität und Häufigkeit auf, um dem Arzt eine genaue Vorstellung zu vermitteln.
3. Halte eine Liste deiner aktuellen Medikamente,

Nahrungsergänzungsmittel und Allergien bereit.
4. Notiere Fragen, die du an deinen Arzt hast, um keine wichtigen Informationen zu vergessen.

Lebensstil und Ernährung:
5. Erwäge, einer ausgewogenen Ernährung zu folgen, die reich an Obst, Gemüse, Vollkornprodukten und mageren Proteinen ist.
6. Führe ein Ernährungstagebuch, um festzustellen, ob bestimmte Lebensmittel deine Symptome verschlimmern.
7. Begrenze möglicherweise den Konsum von Koffein, Alkohol und zuckerhaltigen Lebensmitteln, da sie Entzündungen fördern können.
8. Denke darüber nach, Entspannungstechniken wie Yoga, Meditation oder Atemübungen in deinen Alltag zu integrieren, um Stress zu bewältigen.

Schmerzbewältigung:
9. Sprich mit deinem Arzt über Schmerzmittel oder entzündungshemmende Medikamente, die dir Linderung verschaffen können.
10. Erkunde alternative Therapien wie Physiotherapie, Akupunktur oder chiropraktische Behandlungen zur Schmerzlinderung.

Behandlungsoptionen:
11. Lasse dich von einem Spezialisten beraten, um die besten medizinischen Behandlungen für deine Endometriose zu besprechen.
12. Diskutiere mit deinem Arzt Hormontherapien wie die hormonelle Kontrazeption, GnRH-Agonisten mit Add Back oder Gestagene.
13. Falls nötig, bespreche chirurgische Optionen wie die laparoskopische Entfernung von Endometriosegewebe. Lass Dir die Folgen, Vorteile aber auch Risiken schildern. Frage nach Alternativen.

Fruchtbarkeit und Familienplanung:

14. Wenn du in Zukunft Kinder haben möchtest, sprich mit deinem Arzt über mögliche Auswirkungen der Endometriose auf deine Fruchtbarkeit und Optionen.
15. Informiere dich über Eizellenspende, IVF oder andere assistierte Reproduktionstechniken, wenn du Schwierigkeiten bei der natürlichen Empfängnis hast.

Unterstützung und Austausch:
16. Suche nach lokalen oder Online-Endometriose-Supportgruppen, um dich mit anderen Betroffenen auszutauschen.
17. Erwäge eine Therapie, um mit den emotionalen und mentalen Auswirkungen der Erkrankung umzugehen.

Wie führe ich ein Arztgespräch?

1. Vorbereitung:

- Sammle alle relevanten medizinischen Unterlagen, einschließlich früherer Diagnosen, Untersuchungsergebnisse, medikamentöser Behandlungen und Operationen im Zusammenhang mit Endometriose.
- Führe ein Tagebuch über deine Symptome, um dem Arzt eine genaue Vorstellung von deren Häufigkeit, Schweregrad und Einfluss auf dein Leben zu geben.

2. Begrüßung und Einleitung:

- Beginne das Gespräch mit einer freundlichen Begrüßung und stelle dich vor.
- Teile dem Arzt mit, dass du wegen Verdachts auf oder bestehender Endometriose gekommen bist.

3. Beschreibung deiner Symptome:

- Liste deine Hauptsymptome auf, wie starke Menstruationsschmerzen, Schmerzen beim Geschlechtsverkehr, Schmerzen beim Wasserlassen oder Stuhlgang, unregelmäßige Blutungen, Übelkeit oder Verdauungsprobleme.
- Beschreibe den Verlauf und die Intensität dieser Symptome sowie jegliche Veränderungen seit dem letzten Gespräch.

4. Einfluss auf deinen Alltag:

- Erzähle dem Arzt, wie die Endometriosesymptome dein tägliches Leben beeinflussen, z. B. ob sie dich in deinen Aktivitäten einschränken, Arbeit und soziale Interaktionen beeinträchtigen oder emotionale Auswirkungen haben.

5. Medizinische Vorgeschichte:

- Berichte über jegliche vorherigen Diagnosen, Behandlungen oder Operationen im Zusammenhang mit Endometriose.
- Erwähne auch andere medizinische Bedingungen, die du hast, sowie Medikamente, die du einnimmst.

6. Familienanamnese:

- Frage nach der Familienanamnese bezüglich Endometriose oder anderen gynäkologischen Erkrankungen, da dies Einfluss auf dein Risiko haben könnte.

7. Fragen des Arztes:

Dein Arzt könnte folgende Fragen stellen:
- Seit wann treten deine Symptome auf?
- Wie stark sind deine Schmerzen auf einer Skala von 1 bis 10?
- Haben sich deine Symptome im Laufe der Zeit verändert?
- Gibt es spezifische Trigger oder Muster für deine Symptome?

- Wie beeinflussen die Symptome deine Lebensqualität?
- Hast du in der Vergangenheit Behandlungen oder Operationen für Endometriose gehabt?

8. Fragen von Dir:
- Wie wird die Diagnose von Endometriose gestellt?
- Wie bereiten Sie mich auf einen operativen Eingriff vor?
- Welche Untersuchungen sind notwendig, um eine genaue Diagnose zu erhalten?
- Welche Behandlungsmöglichkeiten stehen zur Verfügung? Welche Option empfehlen Sie und warum?
- Welche Veränderungen im Lebensstil könnten helfen, die Symptome zu lindern?
- Wie wird der Verlauf der Erkrankung überwacht?
- Welche langfristigen Auswirkungen kann Endometriose haben?
- Welche Alternativen gibt es, wenn die empfohlene Behandlung nicht wirksam ist?
- Welche Ziele werden für einen operativen Eingriff festgelegt? Welche sind möglich, welche werden wir vielleicht nicht erreichen?
- Welche Klinik / Ärzte empfehlen Sie als Zweitmeinungsstellen?

9. Abschluss:
- Bedanke dich für die Zeit des Arztes und die bereitgestellten Informationen.
- Stelle sicher, dass du weißt, wie du deinen Arzt bei weiteren Fragen oder Bedenken erreichen kannst.
- Vereinbare gegebenenfalls einen Folgetermin oder weitere Untersuchungen.

10. Nach dem Gespräch:
- Halte die besprochenen Informationen fest, damit du später darauf

zurückgreifen kannst.
- Verfolge die empfohlenen Schritte, wie Untersuchungen oder Behandlungen.
- Falls nötig, suche eine Zweitmeinung ein, um sicherzustellen, dass du die bestmögliche Behandlung erhältst.
- Unterstütze Selbsthilfegruppen in deiner Region.

Quintessenz:

"Ein Neubeginn ohne Schmerzen"

Liebe Leserinnen und Leser,

Herzlichen Glückwunsch, Sie haben soeben eine Reise voller Erkenntnisse und Inspirationen beendet. Dieses Buch war mehr als nur eine Ansammlung von Worten; es war Ihr Begleiter auf dem Weg zu einem besseren Verständnis der Endometriose und dessen, was Sie persönlich tun können, um sie zu überwinden. Die Reise mag holprig gewesen sein – vergleichbar mit den PMS-Symptomen, die Sie kennen – aber Sie haben nun eine Landkarte des Wissens in der Hand.

Genauso wie das Leben selbst, ist auch die Behandlung der Endometriose voller Höhen und Tiefen. Denken Sie daran, dass jeder Schritt, den Sie unternehmen, sei er noch so klein, ein Sieg über die Krankheit ist. Manchmal kann ein Lächeln das beste Heilmittel sein – vor allem, wenn man bedenkt, wie viele Muskeln es dazu braucht!

Stellen Sie sich vor, wie Sie Ihre Endometriose an einem Wettlauf herausfordern: Sie in Ihren besten Laufschuhen und die Endometriose in ihren unbequemsten High Heels. Und vergessen Sie nicht, dass Humor die beste Dehnübung für Ihre Gedankenmuskulatur ist. Lachen Sie über die Tage, an denen der Schmerz versucht, die Oberhand zu gewinnen, denn Sie wissen jetzt, dass Sie die Kontrolle haben.

Ihr Körper ist ein Tempel, und Sie haben gerade die Endometriose darum gebeten, die Party zu verlassen. Der Weg zu einem gesünderen Leben mag vielleicht gelegentlich so verwirrend sein wie der Weg durch ein Maislabyrinth, aber Sie haben den Kompass des Wissens, um Sie zu leiten.

Denken Sie daran, dass Sie nicht allein sind. Es gibt eine ganze Gemeinschaft von Menschen, die ähnliche Kämpfe führen und Sie unterstützen können. Gemeinsam sind wir stark, und gemeinsam können wir den Tanz mit der Endometriose meistern, als wären wir auf einem glatten Parkettboden.

Genießen Sie Ihr strahlendes Symbol mit Stolz - sei es Ihr schönstes Kleid, das für Leichtigkeit steht, ein Bild von Ihnen, das Freude und Stärke ausstrahlt, oder ein funkelndes Juwel, das Ihre innere Schönheit widerspiegelt. Setzen Sie sich selbst die Krone auf. Sie sind die Quelle Ihrer unaufhaltsamen Stärke. Sie haben die Kraft, die Kontrolle über Ihr Leben zu behalten, und der Funke des Humors, der Sie begleitet hat, wird sicherstellen, dass Sie auf Ihrem Weg, die Endometriose zu besiegen, stets mit Leichtigkeit und Zuversicht voranschreiten

Wünsche Ihnen ein bewusstes, frohes und ein erfülltes Leben!

Mit einem Lächeln,
Ihr,
Dr. Richard Wojdat

P.S... inspired by John Wooden